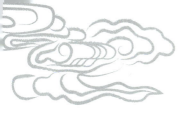

# 连建伟
## 洗心辑要批注

连建伟 著

庄爱文 整理

全国百佳图书出版单位
中国中医药出版社
·北京·

图书在版编目（CIP）数据

连建伟洗心辑要批注 / 连建伟著；庄爱文整理 . -- 北京：中国中医药出版社，2024.6
ISBN 978-7-5132-8747-0

Ⅰ.①连… Ⅱ.①连… ②庄… Ⅲ.①儒家—道德修养—研究—中国 Ⅳ.① B222.05 ② B82-092

中国国家版本馆 CIP 数据核字 (2024) 第 077453 号

---

中国中医药出版社出版
北京经济技术开发区科创十三街 31 号院二区 8 号楼
邮政编码　100176
传真　010-64405721
万卷书坊印刷（天津）有限公司印刷
各地新华书店经销

开本 880×1230　1/32　印张 6　字数 71 千字
2024 年 6 月第 1 版　2024 年 6 月第 1 次印刷
书号　ISBN 978-7-5132-8747-0

定价　38.00 元
网址　www.cptcm.com

**服务热线　010-64405510**
**购书热线　010-89535836**
**维权打假　010-64405753**

**微信服务号**　zgzyycbs
**微商城网址**　https://kdt.im/LIdUGr
**官方微博**　http://e.weibo.com/cptcm
**天猫旗舰店网址**　https://zgzyycbs.tmall.com

如有印装质量问题请与本社出版部联系（010-64405510）
版权专有　侵权必究

# 前　言

徐文弼，字勷右，一字鸣峰，号茝山，别号超庐居士。豫章丰城（今江西丰城）人。清代养生家，生活于康乾年间，长于诗文，学养丰厚，一生涉猎甚广，著作颇富，有《汇纂诗法度针》《新编吏治悬镜》《萍游近草》等文史论著传世。其读书喜录格言及方药，除本书外另辑有《寿世传真》《攒花易简良方》及《新编救急奇方》等多部医学著作。

徐氏自幼业儒，乾隆六年（1741）中举人，历官江西鄱阳教谕、四川永川知县、河南伊阳知县等。乾隆十七年（1752），徐文弼补官至京城，居官之暇，辑录劝善养生之格言，编为《洗心辑要》（一名《洗心编》），成书于乾隆三十九年（1774）。

《洗心辑要》，二卷，系徐文弼从平日所积历代儒家格言中，辑录与"心"有关之论述者，分门别类编辑而成。书中以"心"为纲，始于原心，论述人心本善，继以明心，阐发治心之功，凡五十六题。每题首为释义，后集群言，不以朝代为序，汇众家之学。列述良心、纵心、悔心、好心、疑心、淡心、傲心、胜心、惰心、私心、机心、计较心、好名心、羞恶心、怨尤心等种种不同心理。提出应坚心立志，心纯量大，明心见理，心当自立，心主在敬，身端心诚。并提出为官不论大小，当忠于事君无欺心，敬以事上无慢心，正以持躬无邪心，廉以律己无贪心，信以接物无伪心，宽以待下无刻心，勤以处事无惰心，俭以惜福无侈心。全书提倡中华优秀传统文化，提倡善良的道德品质，集中反映古圣先贤"洗心"相关之论，溯源穷流，尽出精蕴，是颇具特色的养生著作，故名《洗心辑要》。在当今社会，它依然能够为人们提供心灵的滋养，值得细细品味与实践。

《洗心辑要》现存版本主要有清乾隆四十年（1775）刻本、清同治七年（1868）刻本、清同治十年（1871）刻本以及抄本等。本次整理以上海图书馆所藏《洗心辑要》清乾隆四十年刻本为底本，书前有徐文弼自序及汪涛、陆梦熊序；以中国国家图书馆所藏《洗心辑要》清同治七年刻本（简称"同治七年本"）为主校本，中国国家图书馆所藏《新刻洗心辑要》清同治十年刻本（简称"同治十年本"）、中国中医科学院图书馆所藏《洗心篇》清抄本为参校本。现存主要版本调研情况附于书后，供读者参考。

2020年5月，浙江省中医药研究院中医文献信息研究所庄爱文博士于上海图书馆获得底本,并作出校稿,供余批注。余因忙于诊务,一度搁置,直至今春,喜读之余,在前人重要文句下划出红线,并用红字批注出本人积年所得临诊、修心的体悟,以期读者能更好地领会古圣先贤的见解。限于水平,若有批注不当之处,敬请读者指正。

连建伟
于杭州无我斋
2023年5月26日

# 序

　　余方以《天理劝惩录》暨《因果史验》二书，嘱明府徐君削订，而徐君则以《洗心编》示余，是徐君劝世之衷与余同，而用意则更深微也。万端皆起于心，其足污染此心者，遍耳目而皆是，随日月以俱深。古之忧世觉民者，无不谆谆于此。第其说散见于经传，而未有约其旨，析其目者。徐君之书出，足以辅翼经传，洵不诬也。抑余则更有感焉。心之为物也一，而诱之乱之者，千百万亿不可纪极，虽欲洗之，恐力有不能，即力能矣，情又不顺，即情顺矣，去嗜欲而甘淡泊，绝机巧而循直道，内则多苦于己,而外且不合于时。以是之故,宁为景公之生,不为夷齐之饿,宁取不辨道义之万钟,不守呼尔蹴尔①之羞恶,失其本心矣,而又恶乎洗之也。夫心之难洗也如此,而千古人心不死,犹有纤毫可以为心希冀者,则不忍不敢之二说而已矣。其不忍者,与生俱来,动于本心之天而不容自已;其不敢者,随时加警怵于在上之天而大有可畏,既守清夜之良而不忍不洗,更凛祸福之几而不敢不洗,则庶几洗之之有其几也。心者何在,人之天也,此在人之天,即高高在上所临之而有赫者。人苟知天之可畏,而心之可畏因之矣。大约洗心者,必先畏天,世人知天之福我而加劝,知天之祸我而加惩。心为谷种,洗之洁而培之者必厚,发之者必昌。以善因获善果,吾何为而不殷殷以

---

① 呼尔蹴(cù)尔:语出《孟子》:"一箪食,一豆羹,得之则生,弗得则死。呼尔而与之,行道之人弗受;蹴尔而与之,乞人不屑也。"喻指无礼、污辱性的施舍。

从事于洗乎？由是说也，余愿以《天理劝惩录》《因果史验》二书与徐君洗心之说附丽而并行之。徐君溯其源而余则穷其流，徐君导其心之虚灵而余则先以破其心之顽钝。是说也，其然乎，其不然乎！

乙未冬月金陵汪涛书于汝州官署

# 序

人之所以异乎人者,心而已矣。人有仁义礼智之性,即有恻隐、恭敬、羞恶、辞让、是非之情,而心实统之,浑然在中,随感而应,所谓虚灵不昧者也。特不能不拘于气质之偏,杂于物欲之蔽,甚至攻取万端,沉迷陷没,丧失其心,几于不可复救。遂有疑人心之可与为恶,而不可与为善者。嗟夫!是岂知天命之性,人所同具,其本体初未尝有所亏缺也。子曰,性相近也,习相远也。人自失其本心,而岂心之故哉!然则何道以救之?曰:有洗心之法在。

江右徐芡山先生,少游剑西赖鸣岐先生之

门。味道守真,渊源有自。其于心性之学,盖已讲之精而守之笃矣。宦游以来,历数十年,虽在驰驱鞅掌①之中,而此心湛然如冰之在壶,不以世故而稍挠其志趣,其学养粹也。兹以所辑《洗心辑要》见示,其言皆先儒之精言,其事皆日用之要务。曰家训云尔者,若有取乎一家私淑之意,而未敢以绳己者绳人。然余读未终编,而有以知先生自治之苦心,与治人之隐愿也。孔子曰:操则存,舍则亡。孟子曰:庶民去之,君子存之。圣贤谆谆告诫,无非欲人完其本心,于本分外不加毫末。今人目则欲色,耳则欲声,口则欲味,同抱此知觉之性。至于吾心固有之义理,则懵然置之,旦尽梏亡,入于禽兽之路而不觉。则其身虽存,其心已死,所谓哀莫大于心死,而身死次之,所关讵浅鲜乎!是编之辑,如贴肉下针,如去肤存液,开

---

① 鞅(yāng)掌:谓职事纷扰烦忙。

其痼蔽，直抉根源，欲使人皆体验此心，痛加洗涤。譬诸暮鼓晨钟，发人深省，当有恍然于天地所以生人之故。而此心之不可一日昧者，其上者将入于圣贤之域，而其次亦不失为醇谨自守之士。然则世之役役于富贵名利之场，憧憧于物交牵引之际者，当奉是编为金鉴，而不可须臾离也夫。

乾隆四十年岁次乙未仲冬中浣①

西泠陆梦熊拜识于汝阳书院

---

① 中浣：原指古时官吏每月中旬的休沐日。后泛指每月中旬。

# 自序

忆予自束发受书,游剑西赖鸣岐先生之门,课业之暇,辄取古先哲格言,编就韵语,俾日焉三复,盖祈多取前言往行以畜其德,意良殷也。予于是习焉而得其性之所近。举经籍而外,凡断简残编,单词片语,有当于劝善惩恶之旨,翻阅所及,随手抄记,贮之箧笥①,积而弥多。每乘暇检取玩味,与吾身心渐觉亲切。无如世故推挽,仆仆风尘,兼之根钝质鲁,作辍靡恒,所幸一线性灵,未即全昧,时警格言而深省耳,不然,人禽判于几希,安保不竟堕

---

① 箧笥(qièsì):竹编的箱子。

羽角①之伦耶！岁壬申，需次补官，侨寓都下，适旗员工部杨公延承西席之乏。会隆冬朔吹正严，孤馆篝灯，檐外雪大如掌，启视牖户②，四望皎然，心脾莹彻，觉尘虑如洗。偶检敝簏③所贮格言若干条，摘其切实论心者，编为一秩，名曰《洗心辑要》。其言则天人理欲之辩，其事则日用行习之常。略无幽深窈渺，非常骇俗之论，明白坦易。俾净涤纤垢而弗受于怀也，如皓月之浸秋潭，碧梧之浣晓露。复标以家训云者，盖六经四子书，煌煌嘉谟。其有裨劝惩者，如日月经天矣，尚何待繁星之灿也。以夫人公共之理，为一家私淑之言，其亦取立法自近，未敢以荡涤厥心者，治人人之心。况闻息关之引客论曰，如格言所云云，何从得饭吃？嗟乎，

---

① 羽角：指禽兽。
② 牖（yǒu）户：窗与门。
③ 簏（lù）：竹箱。

谋道遗食，敬事后食，夫非彝训①之昭昭欤，然且罔闻，安望有持是编而展阅一过者乎。迂阔之诮，殆不免夫。

     **时乾隆三十有九年超庐居士自述**

---

  ① 彝（yí）训：指尊长对后辈的教诲、训诫。

# 凡例

先正①格言甚多，抄录成编，不啻克栋连屋。兹独采摘明标心字者，各取其词之易晓，义之切近，使观之易于入目。

是编专论洗心，凡有关于日用行习，无论深浅雅俗，靡不登载。特以标心字者为纲，其下依类条系以目，无稍混淆焉。

编中始于原心，使知人性本善，虽修行至于盛德至善，不过完其固有，于本心毫末无加。继之以蔽心之由，洗心之功，使知所用力焉。又继之以明心之效，使知蔽去即明，显有征验。

---

① 先正：亦作"先政"。前代的贤人。

且因之齐家治国，无非推致此心之明，至末统之以天知，使知存心养性，即所以事天，非训以有所为而为善也，宜深会之。

治心之功，惟敬为要，故条目特取其详，此即所谓彻上彻下，千古传心之要。

各条目中，有载姓氏者，亦有关阙名者，盖由抄录存箧，原有名氏者登之，其由仿佛睹记，忆想弗真，未敢误载。

一编中所辑，皆据论心语录，依门类序次，凡时之朝代，人之先后，未能顺第，尚论者谅之。

# 目 录

心字图 …………………………………… 001
本心图 …………………………………… 003
心渐蔽之图 ……………………………… 005
心复明之图 ……………………………… 006

## 上 卷

原　心 …………………………………… 009
初生之心 ………………………………… 010
生后之心 ………………………………… 012
心之名 …………………………………… 015
道心人心 ………………………………… 017
心为主宰 ………………………………… 019
心统性情 ………………………………… 021

| | |
|---|---|
| 心灵明 | 023 |
| 良　心 | 025 |
| 纵　心 | 027 |
| 悔　心 | 029 |
| 好　心 | 031 |
| 疑　心 | 033 |
| 淡　心 | 036 |
| 傲　心 | 038 |
| 胜　心 | 040 |
| 惰　心 | 042 |
| 私　心 | 044 |
| 机　心 | 046 |
| 计较心 | 048 |
| 好名心 | 050 |
| 羞恶心 | 052 |
| 怨尤心 | 054 |
| 心不要好 | 056 |
| 心不存天理 | 058 |
| 身存心死 | 060 |
| 善心真切 | 062 |
| 心定慎言 | 065 |

| 心密克己 | 070 |
| 坚心立志 | 073 |
| 欲心害刚 | 075 |
| 心昧祸福 | 077 |
| 用心巧曲 | 079 |
| 心纯量大 | 081 |
| 主心不定 | 084 |
| 心有忧疑 | 087 |
| 心敛和乐 | 089 |
| 心志不定 | 091 |
| 治心切要 | 093 |

## 下 卷

| 心上做工夫 | 097 |
| 心为严师 | 099 |
| 理统具心 | 101 |
| 心明昏欲 | 103 |
| 心明见理 | 105 |
| 收拾心在 | 107 |
| 寂然心体 | 109 |
| 临事心乱 | 111 |

心当自主 …………………………………… 113
理明心公 …………………………………… 115
心在腔里 …………………………………… 117
放心收来 …………………………………… 119
心工在敬 …………………………………… 121
读书心在 …………………………………… 127
治家心诚 …………………………………… 132
居官八要 …………………………………… 137
 第一，忠以事君无欺心 …………………… 139
 第二，敬以事上无慢心 …………………… 141
 第三，正以持躬无邪心 …………………… 143
 第四，廉以律己无贪心 …………………… 145
 第五，信以接物无伪心 …………………… 148
 第六，宽以待下无刻心 …………………… 150
 第七，勤以处事无惰心 …………………… 152
 第八，俭以惜福无侈心 …………………… 154
存心天知 …………………………………… 157

附：《洗心辑要》现存主要版本调研情况 ……… 160

# 心字图

三点星相似,横钩月不差。
人禽分自此。祸福总由他。
心正则为人,心邪则为禽,
心正福自来,心邪祸即生。

朱子曰：惟心无对。谓天下最平常，最奇异，惟此一字。虽人人认得，未必真认得。自古以来，圣经贤传，千言万语，总只说此一字，无有对得此一字者。

# 本心图

先儒云：这是个活的物，乃人身有形有气之最灵者。身行一日，不过百里，此则顷刻千万里；身经一日，不过十二时，此则顷刻千万年。缘身滞于形，这个通于神也。

《黄帝内经素问·灵兰秘典论》云："心者，君主之官，神明出焉。"

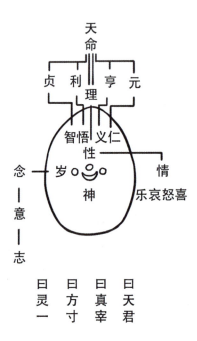

<u>曰神明之舍，曰宥密之藏，曰虚灵之府，曰隐微之地</u>。

又云：这个是要紧的物。乃人身至贵至重，必不可失者。因这个存则人生，这个不存则人死；或这个不存而人仍生者，不过仅留躯壳而已，其实非生也。

# 心渐蔽之图

赤子始生,浑具本心。

感欲而动,初蔽本心。

知诱物化,益蔽本心。

理欲交战,半蔽本心。

情荡愈炽,过蔽本心。

夜气无存,甚蔽本心。

几希尽丧,全蔽本心。

物欲、情欲最蔽本心。主不明则十二官危。

# 心复明之图

陷溺既久,亡失本心。
涤污刮垢,初复本心。
改过迁善,渐复本心。
操存舍亡,半复本心。
克己去私,大复本心。
闲邪存诚,甚复本心。
欲净理纯,全复本心。
祛私欲,存天理,方能回复本心。

# 上　卷

# 原　心

心之形，如未开莲蕊者，乃肉团也。其中自然有灵明者乃为心，心之运用即神也。心之原有仁、有义、有礼、有智、有信者。由天所命于生初之理，与气同受，乃性也。心之发而为喜、为怒、为哀、为乐者，乃情也。心之静而微动者，乃几也。几之渐萌者，乃念也。念之专注者，乃意也。意之定向者，乃志也。志之能遂者，乃才也。

一念专注，定向不移，有志者事竟成。此即成才之道。

# 初生之心

**人初生之心，遂载有天命之性。**

天命者，即天之所命。人于初生之时，受气成形而有心，天即命以理而为性也。

在天为理，即元亨利贞，所谓四德者是也。在人为性，即仁义礼智信，所谓五常者是也。

性即理也，凡物皆有性，便皆有其理。如火之炎，水之润，性如是也。火必炎上，水必润下，理如是也。今使火润下，水炎上，非其性，亦无是理。便知人性本善，其不善者，非其性，即失其理也。

人性本善，犹水之本清；其不善，犹水之浊也。皆水也，有流而至海无浊，有流而未远渐浊，有出而甚远方浊，有浊之多者，有浊之少者。清浊虽不同。然不可以浊者非水，不可以水之浊者不可清，惟恃澄治之功耳。

人之初，性本善。其不善者，必须治理其心。

## 生后之心

**人生而有气有质之后,心乃兼有气质之性。**

气,即人身呼吸之气;质,即人身血气之质。合而言之,曰气质。由气质而有耳目口鼻四肢之欲,曰气质之性。

气质之说,始于张程。即孔子所谓性相近也,习相远也。子思所谓虽愚必明,虽柔必强。孟子所谓口之于味,目之于色,耳之于声,鼻之于嗅,四肢之于安佚,性也。皆是说气质之性。横渠因之立为定论曰:形而后有气质之性。

性载于人之气质,犹水之置于器也。气质秉

得清明，则性善。气质秉得昏浊，则性不善，其本然之善固在也。犹水置于净器则清，置于污器则不清，其本然之清固在也。故性一而已矣。人之气质清明，则本仁义礼智之性，发而为恻隐、羞恶、辞让、是非之情，所谓善固性也。人之气质昏浊，则仁流为姑息，义流为残忍，礼流为矫伪，智流为谲诈①，所谓恶亦不可不谓之性也。欲由不善，而复其本然之善，犹水之不清，而复其本然之清，亦惟用力澄之耳。

张南轩谓：须是变化气质，或偏于刚，或偏于柔，必反之。惟禽兽其气质之偏，不能反也。

变化气质，着力在一矫字。轻当矫之以重，急当矫之以缓，褊当矫之以宽，躁当矫之以静，暴当矫之以和，粗当矫之以细。察其偏者而悉矫之，久则气质变矣。

朱晦庵谓：知其所偏而欲正之，在吾日用之

---

① 谲（jué）诈：奸诈。

间屡省而痛惩之耳,岂他人所得而与耶?

**变化气质,必须要自己省察而痛改前非,有清正之气。**

吕东莱,少褊急。一日诵孔子言"躬自厚而薄责于人",忽觉平时忿懥①涣然冰释。朱子云:学如伯恭,方是能变化气质。

---

① 忿懥(zhì):发怒。

# 心之名

合性与知觉,有心之名。

性者,生理也,如草木焉。惟有生理,故忽而根茎,忽而干叶,忽而花实,有实则性存而复生。人有生理,载之于心而为性,故性字,从生从心。

性从心生也。

罗整庵谓:凡人之所谓心者,念耳。人心日夜系缚在念上,故本体不明。须一切放下,令心与念离,便可见性。

此念乃妄念、杂念,故当离也。

虚灵知觉，心之妙也。其体寂然不动，至虚也，而知觉昭明不昧。其用感而遂通天下之故，至灵也，而知觉变化无穷。

朱晦庵谓：气聚成形，理与气合，便能知觉。如火得膏，便有许多光焰。<u>盖所觉者，心之理也。能觉者，气之灵也。</u>

有灵气，便有正觉。

晦庵只以仁义礼智言性，他人又指心有知觉者为性，合性与知觉而心之名乃确。

# 道心人心

心只一个,有道心,有人心。

道心者,循道理之心也。人心者,徇人欲之心也。

道心,性也;人心,情也。

故当修心养性,觉有情。

朱晦庵谓:虽上智,不能无人心;虽下愚,不能无道心。使道心常为一身之主,而人心每听命焉。一心只在道理上。那人心自降伏得不见了。

一心在正道上行,当降伏其妄心。

形骸上起见的，便是人心；义理上起见的，便是道心。

人心，人之心也。有此人，即有此心。自知诱物化以来，皆为五官百骸之欲，攻取万端，危孰甚焉。道心，心之道也。有此心，即有此道。虽根于仁义礼智之性，而发于气拘物蔽之余，乍明乍晦，微孰甚焉。

高景逸谓：天人相合处，平旦几希，正见道心之微，操存舍亡，正见人心之危。

*道心微而人心危也。*

# 心为主宰

心者一身之主宰。

张南轩谓：惟人全夫天命之性，故有所主宰，而为人之心。所以异于庶物者，独在于此也。

心是主人，血气形质是奴仆。今因血气形质之嗜欲，而心为之用。犹人家奴仆操权而役主人，其家未有不败者也。心为形役，身改可知。

日日为嗜欲奔忙，心神日渐涣散，必然身败人亡。

薛敬轩谓：予每自呼此心曰，主人翁在家否？

<u>每至夕，必自问曰，今日所为之事，合理否？</u>

吾日三省吾身，实乃当三省吾心也。

朱晦庵谓：心之为物，实主于身。其体，则有仁义礼智之性。其用，则有恻隐、羞恶、辞让、是非之情。浑然在中，随感而应。次而及于身之所具，则有口鼻、耳目、四肢之用。次而及于身之所接，则有君臣、父子、兄弟、夫妇、朋友之常。是皆必有当然之则，而自不容已，所谓理也。

## 心统性情

朱晦庵谓：仁义礼智，性也；恻隐、羞恶、辞让、是非，情也。以仁爱、以义恶、以礼让、以智知者，心也。心者，性情之主也。

性是静，情是动，心则兼动静而言。统犹兼也，性情皆出于心，故心能统之。统如统兵之统，言有以主之也。仁义礼智，是心统性。恻隐羞恶，是心统情。学者在心上做工夫，莫切于涵养性情也。

当其静，唤他做性，曰仁义礼智；及其动，唤他做情，曰喜怒哀乐。心则贯乎动静，而统性情者也。故就性言，寂然不动，为心之体。就情言，感而遂通，为心之用。故古人只在心上做工夫，只在性情上学也。

性寂而静，心能观之。情感而动，心能制之，故心统性情。

# 心灵明

心中一点灵明是人禽异处。

吕大临谓:心之灵,蔽有浅深,故为昏明;蔽有开塞,故为人物。物之性与人异者几希,惟塞而不开,故智不若人,偏而不正,故才不若人,然禽兽之性却自不待学不待教。人虽至灵却斫丧①处极多,或反不如禽兽。

人虽为万物之灵,却被名、利、财、色斫丧,甚至做出禽兽不如之事。

禽兽皆知寒暖、饥渴、利害、得失之处,而

---

① 斫(zhuó)丧:摧残,伤害。

不知性中之理,乃偏气昏塞之故,惟人得气之秀而心最灵。

何龙图谓:人之所以异于禽兽者,惟此为善一念,遂有灵蠢之分耳。乃蠢然之物,虽不能为善,亦不能为恶。人为万物之灵,所作所为,不用于善,必用于恶矣。

为善最乐,福德无量。

故概观物类,随分度日,各自老死,与世无伤也。人则珍奇玩好足其欲,游赏宴会乐其生,受享备矣。苟毕世无一善状,机械丛生,又禽兽之所不为矣。

# 良 心

朱晦庵曰:**人做不是的事,心却不安,此是良心。**

顾泾阳谓:**是人真念头上,一点过不去的所在,此心与理合则安,与理不合则不安,试想此念头从何而来,便知本然之心无不良矣。**

故《三字经》曰:"人之初,性本善。"

人多是安于所不安,做事明知不好,只说如此也不妨。又谓人见做不好事,全不为怪,不知良心往那里去。

昔王韶善战嗜杀,位至枢密,晚年悔之,以

因果问人,皆言以王法杀人,如舟行压死螺蚌,自出无心。韶犹怀疑不安,时有刁景纯前辈独曰:但打得心下过,便自无妨。韶曰:今我有悔心,是打得过否?刁曰:打得过时,自不问也。韶益不自安,后罢枢密,谪官洪州,疽发背而殂。如王韶者,犹有良心,故每自怀疑,打叠不过。但当热中时不知也,一旦灰冷,真心自见。

# 纵 心

宋紫清曰：诸病皆起于纵心。

此心一纵，则积孽如邱山。

凡一事，必先见得有两端。是者，天理之公；非者，人欲之私。今人未有见时，纵情做去，都不自觉，一有所见，始觉所为，多可寒心处。

不少官员，以人欲之私，纵情做去，每每做出寒心之事，祸国殃民。

凡嗜酒、嗜淫、嗜杀、嗜财，皆起于纵意成习。习久成性，肝肠为换，舍死以徇，不自知其有病无病也。

**意不可纵，乐不可极！**

程伊川谓：欲之害人也。人之为不善，欲诱之也。诱之而弗遏，情纵之也。纵则至于天理灭，而不知反。故目则欲色，耳则欲声，以至鼻则欲香，口则欲味，体则欲安，此皆有以纵之也。然则何以窒其欲而不纵，曰思而已矣。人莫贵于思，惟思则能虑患而知反，彼纵情于声色嗜欲者，皆醉生梦死冥然而不一思者也。

**心之官则思，思则得之。不思则走上邪路，越走越远也。**

# 悔 心

又曰：除诸病，皆由于悔心。

此心一悔，则消愆如冰雪。

朱晦庵谓：有朝为跖，而暮为舜者，有恶人而斋戒沐浴，可祀上帝者，由一念之悔，便可斡转。

胡敬齐谓：不能谨于始者，必当悔于终，过此则迷矣。

高景逸谓：悔者，入吉之路。

赵清献帅蜀时，有营伎，色甚丽，公使一老兵呼伎，迟迟不至。公忽心悔，厉声自呼曰：赵抃不得无礼，急令召回。老兵乃自幕后出，曰：某实未往，某事公最久，知公必旋悔也。

能悔即有良知。人非圣贤，孰能无过。有过能悔，即改，保持纯洁之身，难能可贵。

罗仲素初见杨龟山，三日惊汗浃背。盖猛省旧习之非，而愧悔焉。如伤寒症之遇良医，此一汗也，群邪俱散矣。

用伤寒症遇良医，汗以散邪，喻之甚恰。

# 好 心

吕泾野曰：人宜坚此好心。

天下事，惟真好之，则必行之矣。人于酒色，虽死亦甘之，以其好之也。若心之好在善，亦乐以修而不倦矣。

**此"好"字，即喜爱之意也。**

人若真好善，要如好繁华热闹一般，闻得都城繁华热闹，一心想到那里去，步步进则渐到矣。

人之好善，要如饥渴之于饮食，非独好之也。以为弗饮弗食，则饥渴之病必至于死，心岂有不坚者乎？

人于饮食，各有脾胃不同。如脾胃无病者，自然得饮食之正，遇好物则甘，不好物则厌，故好字从好，恶字从恶。

好善之心不坚，时而好，时而不好，善何能成？要如鸡之抱卵，常抱不离，自然抱得成。若间断，便冷了，虽先有暖气，都枉费了。

# 疑 心

又曰：最不好，是个疑心。

人心中欲为善，常有不肯的意思，便是疑而不决的病。其病根在昧于天道，不信感应之理，取快一时，沉沦一世。哀哉！

善有善报，恶有恶报，必有感应，丝毫不爽。

天道福善祸淫，似有时而差，往往起人之疑，谓有善者未得福，或反受祸，恶者未受祸，或反得福。于是疑天道之无凭也，不知世人惟上善极恶，必获显报，姑置弗论。其余中等之人，或善中有恶，则先降困苦以消其孽，后予之善报，是行善得祸，非不幸也。或恶中有善，则先与荣利以偿其身，后应其恶报，是为恶得福，非即幸也。又天之阴骘①下民，不重阳善阳恶，故善者得享好名，其善已酬，报亦不厚；恶者既招訾詈②，已泄其恶，报或少轻。文人之指称善恶，不无假借，如有为为善，与文饰诈伪，皆非真善，或未必得福。如无知陷溺，其天良不昧，皆非怙恶，或未即受祸。又天条之赏罚等于王法之律例，为善者如贤吏，其加级升迁亦必有资格，岂因其贤，而可概超而爵之乎？为恶者如罪人，其违法惩治，亦必有等差，岂因其罪，而可滥而刑之乎？且又安知为恶者，命应得尊位，按所为之恶，而阴降其级，是仍有位也。为善者，命应受极苦，据所行之善，而暗减其等，是仍有苦也。如是而可谓报之或差乎！世之疑天道无凭

---

① 阴骘（zhì）：暗中庇护。
② 訾詈（zǐlì）：责骂、诋毁。

者，可释然矣。

袁公黄谓：吉凶之兆，萌乎心，而动乎四体。其过于厚者常获福，过于薄者常近祸，此古今无差，非天有以洞察之乎。俗眼多翳，谓有未定而不可测者。至诚合天，福之将至。观其善而先知之矣。祸之将至，观其不善而先知之矣。祸福既先知，感应之理，又何疑乎！

至诚必福至，不善祸即来，皆发乎心，而见诸行动。

# 淡 心

又曰：人于嗜欲，须先有淡心。

淡字从火加水，甚有深意。今人于声色货利，触处中热，则心动火炎，法宜配之以水，令火有所制。转炎成淡，止沸抽薪，莫要于此。

解释"淡"字有深意。"淡"字从火加水，转炎成淡，而淡需修养得来。

吕泾野谓：心中摆脱一恋字，便十分清爽自在。恋生于贪爱，于一切声色货利，不贪不爱，方能摆却。

心要自在，必去贪爱。

苟能除去了一副当世习，便自然脱洒也。所谓当世习者，俱是俗见俗肠。看得淡，除得净，则壁立万仞，俯视一切。觉得世人纷纷扰扰，如百千蚊蝇，鼓发狂闹，何尝入得他胸中？

壁立万仞，无欲则刚正自在也。

世间万事，须臾变灭，不足置胸中，惟修心为究竟法耳。

人想到死去一物无有，万念自然撇得脱。然不如悟到性上一物不容，万念自无系累也。

此即《金刚经》所云"应无所住，而生其心"。

# 傲　心

王文成曰：千万罪过，皆从傲心上来。

傲则自高自是，不肯认错，故胡五峰云：能攻人实病者至难，能受人实攻者尤难。人能攻我实病，我能受人实攻，庶几不陷为小人，然此非特庸众人不能。即贤智之士，未有不喜人誉己者。虽口有谦词，心内暗喜，稍或反是，则拂然矣。

人多喜听好话，不喜听实言。

程伊川问谢上蔡曰：相别一年，做甚工夫来？上蔡曰：也只去得个矜字。仔细检点得来，病痛尽在这里。

去矜则不傲,知"满招损,谦受益"也。

程明道谓:学问骄人,害亦不细。盖义理无穷,勤学好问,犹恐不足。故谦以自牧,虚以受人,安敢有骄傲之意。不但学问不进,而傲慢丧德,招尤启衅,皆从此起。

恃才者,最是人之大病。不惟败事,必不能保身。

恃才者,听不进人言,为官者,恃才往往败事,甚则犯法丧身。

谦虚二字,不知天地人鬼何以皆好尚之。

# 胜　心

刘元卿曰：我辈胜心难洗。

世界如棋局，世上人如黑白子，见得胜负不常，故胜不为喜，负不为戚，客散棋收，胜负安在哉？

当以平常心处世。

人能以存心自胜，无处不可自得，何用争胜于人。若自置身卑污苟贱，只去外面求胜，即以文词名位自高，而贪鄙之行有市井贩夫所不为者，斯亦不足贵也。

岳美中先师云："君子不欲多上人。"（此句出

自《左传·隐公十一年》)

高景逸谓：<u>自古才品气局之大小，只看心虚不虚。</u>虚便能容而不自满，便自觉无一胜人处。

*虚能容物。*

人尽有生质之美，做得一个出人头地的人，只因犯着争长好胜的病，便断送了一生。往往略有些学问便自满自高，觉得人都不如他；略有些见识便自信自是，觉得人都不及他。与人议论便争辩不休，自己处事便刚愎自用，执拗至死，徒挟空质而去，岂不可惜！

# 惰 心

**许鲁斋曰：不自家常常提策则惰心生。**

须要时时刻刻，将我向善之念，提撕鞭策。苟有懒惰之处，则欲念长而善心消矣。

不可一日无善念，不可一日有惰心。

朱晦庵谓：某生平不会懒，虽甚病，一心只要向前做事，自是懒不得。今人所以懒，未必是真个怯弱，自是先有畏缩之心。才见一事，便料其难而不为，所以习成怯弱，终身庸庸碌碌，不能有为。

吾见有孩不欲读书，家长让其休学，则废了

孩儿前途。其身看似怯弱，实无勇猛精进心也。

程明道谓：懈意一生，便是自暴自弃。

古语：宴安如鸩毒。甚言其可惧也。

古语云：从善如登，从恶如崩。登者，扳跻艰难之谓也，崩者，易于坠下之谓也。盖善念初生必有畏难之弊，若非二十分精进，鲜有不始勤而终惰者矣。善念一退，恶念即生。

# 私 心

程伊川曰：人心不同如面，只是私心。

人心从初生时，无不知爱亲敬兄，岂有不同。惟后来各存自私之心，便人各有心，如面像之万殊。

*自私为万恶之源。*

人虽有贵贱、贫富、老幼、贤愚之不齐，然均为天地所生，则当视天下为一家，天下之人犹兄弟也。如此则心胸宏广，大公无我。何处容得些毫私心耶！

*天下为公，大爱无疆。*

或问第五伦曰：公有私乎？对曰：昔人有与吾千里马者，吾虽不受，每三公有所选举，心不能忘，而亦终不用也。吾兄子尝病一夜十起，退而安寝。吾子有疾虽不起省视，而竟夕不眠。若是者，岂可谓无私乎？朱晦庵谓：如十起与不起，便是私。这便是避嫌，未免出于有意如此。只是他见得这意思，已是大段做工夫，大段会省察了。

# 机　心

又曰：阅机事之久，机心必生。

凡遇机巧之事，阅之必喜。既喜则心便如种下种子，渐见生出机诈来。

机巧之人多不能保其身者，其巧易穷也。何以易穷？以非天地间正理也。明哲保身，是正理，非机巧也。

机巧权术是邪念，非正理也，故害人害己。损人而不利己，最为可恨。

妖人李某，踪迹诡异，行事多机巧。因貌俊无须，类小宦监，夤① 缘入京，住太监韦舍外宅。

---

① 夤（yín）缘：攀附。

妄传谶①语,诳惑于人,韦含遵信之,妻以义子之女。诸宦寺不得志者,皆礼拜为佛,以冀非分。韦之党知之,使三人诈往投礼,惭闻约束,以某日往真定府举事。太监黄赐奏请搜捕,果获所造黄袍御物,韦、李等皆伏诛。可见不习为机事,<u>守正为福</u>,才觊②非分,便是死期。

守正为福,非分是祸。

朱晦庵谓:若做弄用机巧,便是人欲之私心。

---

① 谶(chèn):迷信的人指将要应验的预言、预兆。
② 觊(jì):希望得到。

# 计较心

**朱晦庵曰:遇小利害,便生趋避计较之心。**

古人刀锯在前,鼎镬在后。视之如无物者,只缘见得这道理,不见那刀锯鼎镬。

叶平岩谓:有心于计较利害者,即是人欲之私,有所为而为者也。不论利害,惟义所在者,即是天理之公,无所为而为者也。君子惟义之从,固不论利害,况义如是,则命亦当如是,又何趋避之有?

小人喻于利,君子喻于义。故小人计较利害得失,君子则惟义是从,不论利害得失。

胡敬斋谓：利者，人人所欲也。不可专，专则有害。

凡贪非义之财利，而趋之若鹜者，不过为饥渴难忍耳。不知乃毒脯救饥，鸩酒止渴，本欲求生，实自速其死，又何苦而取之哉！

非义之财切不可取。

天下诸恶百毒，皆出于好利之心。抑知善取者，天必夺之；善推者，天必与之。冥冥中自有计算者乎。

今人为求利故，心生恶毒，比比皆是。然恶有恶报，到头一场空，余见之多矣！

# 好名心

**蔡方炳曰：圣贤垂训，谆谆要人除却好名心。**

好徇外为人也，徇外为人，则出于伪。故伪字从"为""人"二字取义，予①向为三代以下惟恐不好名之说所误。今解此伪字，如冷水浇背。

南京中医药大学李飞教授三十年前曾对我说："人为者，伪也。"

好名与好利，清浊虽不同，然其利心则一也。一念为名，便是假。故务实者，只是暗然潜

---

① 予：原作"子"，据同治七年本改。

修。为己而已，无为而为也。若有所为而为，则是一点利心。

今人做事，只管要夸耀别人耳目，浑不关自家受用事。有底人食前，方丈便向人前吃，只蔬食菜羹，却去房里吃。由是观之，只管要夸耀别人耳目，乃好务外，大罪过也。

曹月川谓：世人只是专务为人，却不曾先去自家身上做得工夫。

古人为己静静修，今人为人多作伪。

# 羞恶心

朱晦庵曰：耻便是羞恶之心。

偷窃者流，尚惧王法，尚怕人知，耻心犹未泯。若做了可耻之事，而恬然自安，反肆然自得，犹做了偷窃却似不算偷窃的，似该得偷窃的，是真无耻矣。

人无耻，犹然论事之是非，谈人之长短，尤属无耻之甚。

今夜愧耻，明日便不做，方是。若依旧做去，做惯了，并愧耻之心亦不发矣。

人必须要有惭耻之心。不可做的事坚决不能

做，不可去的地方坚决不能去。

人有耻心，便是小人转做君子的机关。圣贤教人，不过在这点耻心上，导引激发，岂非转机。

人须有廉耻，有耻，则能有所不为。今有一样人，不能安贫，其气销屈，以至立脚不住。不知廉耻，亦何所不至。

吕舍人谓：逢人即有求，所以百事非，今人不能咬菜根，便做出许多无耻的事。

吃得菜根，方能成得大事。

# 怨尤心

程伊川曰：遇艰阻，则必自省其身，无一毫怨尤之心。

不怨天，不尤人，心地多少洒落自在。

当困之时，吾志不得遂，而命之当然又不可免。则当委致其命，以遂其行义之志。致命未必便死，只是能拼一死以伸吾志，而险难祸患有所不惧。

人于患难，只有一个处置。尽人谋之后，却须泰然安之。

人生处顺境好过，却险；处逆境难过，却稳。

李延平谓：若大段排遣不去，只思古人所遭患难，有大不堪者，将以自比，则亦可以少安矣。

朱晦庵谓：穷须要忍，忍到熟处，自无戚戚之念。

又谓：天之生我，安顿得好，令我富贵崇高。便如父母爱我，当喜而不忘。安顿得不好，令我贫贱忧戚，便如父母欲成就我，当劳而不怨。

## 心不要好

程明道曰：人于外物，事事要好，只有一个心不要好。

外物不好，以为可耻。圣人云：耻恶衣恶食，未足与议。

如今贪利禄，而不贪道义，要做贵人而不要做好人，皆是心不要好之病。

目前此种人极多，心不要好。

不洁在面，人皆耻之；不洁在心，人不知愧。以面露外，而心伏内，故善饰其情以务外也。

讲得好！古人早已看破世态人情。

朱晦庵谓：许多身外之物，都不要紧，要他好做甚么？

张横浦先生，衣服饮食都不拣择，或问曰：此是性耶？抑爱惜不肯妄用耶？先生曰：汝且道我每日用心在甚处？若一一自头至足，理会此形骸，却费了多少工夫！

司马温公谓：吾性不喜华靡。自幼时，长者加以华美之服，辄羞之。平生衣取蔽寒，食取充腹，此乃天性。不要外物好，只要一个心好，故做成天下一大好人。

衣取蔽寒，食取充腹足矣。只求心安理得。

# 心不存天理

又曰：人心只有一个天理，不能存得，更做甚人。

人之异于禽兽者几希。违背了天理，便是要做禽兽，不要做人。今有人于此，或以禽兽斥之，未有甘心受之者。独人皆做人，我甘做禽兽。何哉？

胡敬斋谓：人被私意所蔽，天理即亡。

张南轩谓：凡一日夕之间，起居饮食，遇事接物，苟私己自便之事，意之所向，无不趋之。则天理灭，而人道或几乎息矣。

<u>天以理为生物之本，天以气为生物之具。理气妙合凝聚而成人物之形。惟人独得阴阳五行之秀气，故人为万物之灵</u>。然既有耳目口体之形，则不能无欲，人惟逐于欲，而心中固有之天理，遂不能常存，徒有块然官骸而已，又何以做得人也。

《黄帝内经素问·宝命全形论》："天覆地载，万物悉备，莫贵于人。人以天地之气生，四时之法成。"故当道法自然，心存天理，少欲知足。

## 身存心死

曹月川曰：人欲肆而天理亡，身虽存而心已死。

理本于天，而载于心，故存乎心中者，谓之天理。反乎天理者，即是人欲。凡声色货利，皆物也。好此声色货利，皆欲也，故谓之物欲。凡行事由天理者为公，由人欲者为私，故又谓之私欲。

天理多一分，则私欲少一分。私欲多一分，则天理少一分。

因陷于人欲，便不能存天理。虽是人身，谓

之行尸走肉。

若知得人欲之害如此，便须猛力克去己私，复还天理，以救此死症。如人有患危病者，其肯姑俟他日，而后延医调治乎！使其惧心死与身死同，则迫切将不暇寝食矣。

无天理者，则非人也，而是行尸走肉也。

人之所以为人，自有为人之理。理乃天之所赋，即天理也。苟不存得此理，只营营人欲，以养血肉之躯，岂不愚哉！

## 善心真切

王文成曰：此心真切，见善则迁，有过则改。

张横浦谓：人于水之溺，火之焚，未有无故而入水火者，因畏水火伤人之心真切也。今人不肯迁善改过，皆自谓无伤，故心多不真切。

杨复所谓：见他人不近人情，便反身要近人情，刻刻反观自鞭鞭着肉，此迁善之要也。

周濂溪谓：人之生不幸不闻过，吾人动作皆过，而不自知，习为固然，遂非长恶，陷为无忌惮之小人，岂非不幸乎？然必具真肯改过之心，过始得闻，否则人只背地说，谁肯当面告。况畏人议己，巧为之说以饰己非。谓之讳病忌医，病岂有不日深至于死不可救药乎？是皆不幸也。

杨慈湖谓：少时初不知已有过，及见他人有过，一日自念曰：岂他人皆有过，我独无耶？乃反观内索，久之乃得一，既而又得二三，已而又索吾过。乃如此其多，乃大惧，乃力改，尝恨己过难除，几番泪下。

反观己过，知过必改，其善莫大焉。

张南轩谓：平时未觉吾利欲之多也。灼然有见于义利之辨，将日救过不暇。

朱晦庵谓：士君子立身一败，而万事瓦裂。大凡人有过，以致身败，方自谓虽身败，尚图得有利益自己处。不知一败无不败，财利不能守，功名不能保，岂不是屋崩而瓦皆裂乎？

待到身败名裂，财利、功名一切皆毁。万劫难复，可不慎乎！

凡所为当下即求合理，勿曰今日姑如此，明日改之。一事苟，其余无不苟矣。

凡人一言之过，每辗转而掩饰此一言之过。一行之过，每辗转而掩饰此一行之过。谁能见其过而悔悟即改之乎？然当其掩饰此过时，已明知自家不是处。

# 心定慎言

程伊川曰：心定者，其言重以舒；不定者，其言轻以疾。

存心定者，言不妄发，发必慎重舒缓，无轻浮躁急之病。

蔡虚斋谓：有道德者，必不多言。有信实者，必不多言。有谋略者，必不多言。有涵养者，必不多言。有贵相者，必不多言。惟见夫细人、狂人、躁人、佞人乃多言耳。

此乃古人经验之谈，的确如是。

好议论人长短者，责人则明，责己则昏也。

若能反躬则，自己检点不暇，何暇言人长短耶？

马伏波诫诸子谓：汝曹闻人过失，如闻父母之名。耳可得闻，口不可得言也。

温公告刘忠定，行己以诚，自不妄语始。刘公初甚易之，及退而檃括①日之所行，与凡所言，自相矛盾者多矣。

心正行诚者，必不妄语。

冯少墟谓：处世之法虽多端，一言以蔽之曰：谨言慎行。只看世间谨言慎行的人，那一个不为人所敬爱，那一个不获福；放言肆行的人，那一个不为人所轻慢，那一个不惹祸。

此段是大实话。谨言慎行者有德，必有福报；放言肆行者无德，招惹祸水。

周莱峰谓：人以言媚人者，但欲人之悦己，而不知人之轻己。人以言自夸者，但欲人之羡己，而不知人之笑己。轻而且笑，辱莫大焉，多

---

① 檃（yǐn）括：矫正竹木斜曲的工具。揉曲叫檃，正方称括。泛指矫正。

言何益？

建德王本立常言，某为诸生时，于岁考后，适有分守道某行县。诸生谒见，问言及考事，惟问案首姓名、帮补进学人数。分巡公至，亦言考事，惟问劣等黜退人数。诸生私议曰：二公发问，相反如此，吾辈志之，观后禄位何如？未几分守公官至户部侍郎，子继登第；分巡公升陕西副使，遇安化王作乱，腰斩之。斯岂一问遂能致祸福哉？<u>盖言者心之声也，存心宽厚，则一言一行无不厚；存心刻薄，则一言一行无不薄。彼启口刻薄之人，岂享福禄之器哉</u>！

言为心声。存心刻薄，理无久享。

程伊川谓：君子于人，当于有过中求无过，不当于无过中求有过。所以人纵有过，亦当曲为掩覆。若本是平白无辜之人，而乃编造流言，捏作秽事以诋毁之。一犬吠形，百犬吠声，使听者鼓惑，不能辩其是非。致令贤奸溷淆，黜陟倒置，其流毒可胜道哉！

人性浮躁。发言不当者，平日宜以缓持之。一缓字，为谨言妙诀。当欲开口时，且缓想之。此言或似矜己，此言或似讥人，此言或传闻不确，此言或奉承过当，此言或伤刻薄，此言或近轻浮，只缓想一刻，自觉无可启口者。

一"缓"字，能化解多少矛盾，此中真有深意。

言人之善，忘其百非，此待人之法也。终身行善，一言败之，此持己之戒也。

张横渠谓：不戏谑，亦是持志之一端。又谓：凡人口过犹有出于无心者，至于戏谑则皆有心出之也，其为过尤甚。

盛醉时心气昏迷，不辨是非利害，举生平最机密之事，尽吐露于人。醉时有茫然不知者，后知而百计挽回，终无济也。故醉后尤宜切戒，即无此患。然醉后多言者，张口出声总不免醉态之丑，令人憎厌，但闭口不语，诸丑不形。

酒能误事，不可多饮，切莫盛醉。

贺敦仕周，为宇文护所忌，坐罪临死，谓其子曰：吾以舌死。因引针刺子舌出血，戒以慎言。后子既显，不能守父戒，任性多言，以私议朝政坐诛。

史擂臣谓：亲友中有显贵者，对人频言，涉于趋炎附势，每招人鄙笑。

傅献简公谓：以闺阃①之丑加于人，最关阴骘。万一非实，则令终身被其恶名。每见有人言之凿凿，如曾目睹其事，此其心残忍之至，岂不招天谴乎？

---

① 闺阃（kǔn）：内室。

## 心密克己

施公璜曰：治心之密者，克己之功，不可略有间断。

克，即革除也；己，即自己也；克己，即革除自己之私欲也。盖人有身，则口之于味，目之于色，耳之于声，鼻之于嗅，四肢之于安逸，不能无私己之欲，能于己之欲而革除之，则皆合天理之公矣。由此推之，处己待人，一切自私自利，皆能如是，非治心之密乎！

治心必须克己，革除私欲。

克己要如斩钉截铁，方能拔去病根。

克己而不拔其根，犹如蓄火于毛羽中，得风复然矣。

克己要如孤军之遇强敌，拼命舍死向前，不得胜而不已，如此方谓战胜克敌。

克己如克敌。

谢上蔡谓：从性偏难克处，克将去，即是日用间切实工夫。

朱晦庵谓：口鼻耳目四肢之欲，虽人所不能无，然多而不节，未有不失其本心者。故沉溺固当克治，即略有所向，亦当寡之也。

或问遇事时，亦知理之是非。到做事处，又却为人欲引去做了不是，后却又悔。朱子曰：此便是无克己工夫，须要遇事时便克去，不得苟且放过。

胡敬斋谓：日用间，事事省察，从天理上行。才觉私意起便克去，此是大勇。

人于意念初动，若有私意、邪念，即遏绝之。此时挽转，省得多少气力，此克治之要也。

不可使私意、邪念妄动，便省却后来多少是非。

克己固为人急务，亦须见得一切道理了了分明，方知日用之间，一言一动。何者正，何者是邪，便立定主意。凡是己私，不是天理者，便克将去。

气质之偏，皆可克治。要克治气质之偏，须涵养得本心完固，则元气壮，病易除。

正胜则邪却，气壮则病除。

# 坚心立志

**朱晦庵曰：坚心一味向前，只患立志不定。**

立大志最为重要！而且要立长志，几十年如一日。

志者，心之所之。又志者，气之帅也。志之所至，气亦至焉。那有心要走东，脚又走西之理？

人以持志为本。夫志，帅气者也。若志不能帅气，虽知养气宜和柔宽缓。及至仓猝之际，而暴厉之气复发，事过又悔，临事又如旧。可见志不胜气，反为气所使也。

有志者，只据如今地位，便立定志，走向善一路去，莫谓时过难为。就是年过四十五十，或过五六七十，便发愤稳着脚跟做去。

　　善则义理为主，而志气精明。不善则血气为主，而筋骸萎弱，故不能不衰者筋骸也，可自主而不衰者志气也。志气汩①于欲则筋骸尤觉易衰。故当迟暮之年，而日迁于善，则老当益壮也。

　　一念向善，正气浩然，便可老当益壮。

---

① 汩（gǔ）：淹没。

# 欲心害刚

谢上蔡曰：岂可有一毫欲于心中，以害刚。

人欲横流之时，尤要硬着脊梁，方不为势利所屈挠。如子思摽使者之事，与答鲁缪公之语，真是壁立千仞，俯视一切。何曾把当日诸侯放在目中。如此刚毅，方能立得定耳。

正能克邪。

朱晦庵谓：自立自重，不可随人脚跟。

有志向，才有定力，才能自立自重。

自立最难，一人抵当流俗不住，须是着眼看破流俗方可。如流俗求谋富厚，贪营势位，乞怜于昏夜,骄人于白日。此辈自谓得意,我一眼看破,视之蔑如也。

人若不贪富贵食色,便超然在万物之表。

魏庄渠谓:吾辈若透得利名关过,人安能轩轾①我?

胡敬斋谓:今人要学随时,所以不能自立。

杨龟山谓:习俗移人,甚可畏也。

---

① 轩轾(zhì):中国古代的车,前高后低的车为"轩",前低后高的车为"轾",喻指高低轻重。

# 心昧祸福

施公璜曰：溺于富贵，其心昧于吉凶祸福之几。

几，乃祸福先见之兆。惟心不陷溺，静则生明，安而能虑。故于祸福之未来而几先动者，即能早见而豫图之。

*心静心安，最为重要。*

凡福隆盛之过，即丧败之几。盖天运循环，有盈虚消长，故方盛之时，即将衰之渐。苟知警戒，而汲汲修德行善以维持之，又可以挽回天运，不至于丧败也。

福兮祸所倚，祸兮福所伏。往往富贵不过三代，当修德行善，方可不致丧败。

程伊川谓：祸能生福，福能生祸。祸能生福者，以其处危之时，切于思安，深于求理，尤能祗畏敬谨也。福能生祸者，以其居安之时，纵其骄怠，肆其奢欲，尤多轻忽侮慢也。此又显然可决。不必见之于几也。

当时时处危思安，居安思危。

朱晦庵谓：几字言当辨之于微，豫字言当辨之于早。总之要存天理以致吉，遏人欲以免凶，只争些子而已。

又谓：遇灾而惧，修德行善，故能变灾为祥。

# 用心巧曲

**朱晦庵曰：用心巧曲，瞻前顾后之不暇。**

凡居心处事，有可以省事而转多费心者。以常人之事，皆自嗜欲与意气中来，故须调停回护，省之为极难也。然则真欲省事而免费心者，惟当坦怀直道而行，不施巧曲，先治其根源，始易为力焉。

邵康节谓：由直道，任至诚，则无所不通，何用瞻顾？

天下惟有做循理的好人，不费些子气力，有无边快乐。只顺着天理良心，自不必瞻前顾后，省却多少计较,免却许多烦劳。凡费计较烦劳者,皆不顺天理,只凭一己私心,究竟枉费巧曲心机,徒自取苦耳。试看古今巧人,后来归结如何?

行路以大道为坦途。别寻曲径,或多荆榛,或遇坑坎,至分岐不知所向,方知循大道者为直捷也。

凭着天理良心,一心往正道上行,方是坦途捷径。

# 心纯量大

施公璜曰：心纯乎道，故其量自然宏大。

待小人须有含宏之量包容，无疾之已甚之心。

忍所不能忍，容所不能容，惟识量过人者能之。

待小人当严而和，所谓不恶而严也。待左右当严而惠，所谓足以使人也。

与性气乖张之人相处，正不必厉声色与之辩是非较长短。惟谨于自修，愈谦愈约，彼将自服。不服者妄人也。又何较焉？

结怨于人,譬如服毒。其毒日久必发,但有大小迟速不同耳。人家祖宗,受人欺侮,其子孙传说不忘,乘时遘会①终须报之。岂可不戒哉。

待人当谦和,宽宏大量,切不可伤人结怨。

昔有职在司竹者,常爱用一卒长,及将交代,亲见此卒长盗笋皮,遂治之无少贷,治罪后,待之复如初,略不介意。其德量如此。此言待下之道。溺爱者,则不能治之无少贷。迁怒者,则不能待之复如初。

王荆公执政,议立新法,言者攻之甚力。程明道与众赴议,荆公方怒言者,厉色待之。明道徐曰:天下之事,非一家私议,愿公平气以听。荆公愧屈。此程子诚心感人,词气和平而使人气消也。

牛弘弟,好酒而酗,尝醉射杀弘驾车牛。弘还宅,其妻迎谓弘曰:叔射杀牛。弘闻无所怪,

---

① 遘(gòu)会:遇到机会。

但答曰：作牛脯食可也。坐定，其妻又曰：叔射杀牛，大是异事。弘曰：已知之矣，颜色自若，读书不辍。

吕蒙正初用为参政，入朝堂。有朝士私谑曰：此子亦参政耶！吕佯为不闻，同列欲诘其姓名，吕坚不许，曰：若一知其姓名，未免怀怒在心，终身便不能忘，不如不问也。

## 主心不定

**程明道曰：怒惊皆是主心不定。**惊即惧。

七情惟怒最难治，怒气一发，有不能自遏者。惟实做克己工夫，则只见己之非，不与人计较，而忿怒之私自消散矣。

怒则伤肝，甚至中风昏厥。《黄帝内经素问·生气通天论》云："阳气者，大怒则形气绝，而血菀于上，使人薄厥。"

至于治惧亦难者。虽是惧怯，亦是见理之不透。若能穷理明彻，则不疑惑，而气亦足以配道义。何惧之有？

朱晦庵谓：人情易发而难制者，惟怒为甚。惟能于怒时，遽忘其怒，而观理之是非。但观理之是非，若己是而人非，则其争愈力，其怒恐愈甚。不如孟子所谓三自反，其横逆由是也，此亦妄人而已矣。如此以制怒，又何怒之不可忘哉！

程子教人治惧之怯，人有目畏尖物，此理不明，而妄生怕惧之心。教以室中多置尖物，便见之熟，而知尖之不刺人也。知尖之不刺人，则知畏者妄，而不复畏之矣。

<u>克己可以治怒，明理可以治惧</u>。

昔程伊川因党祸放归田，寻编管涪州。谢良佐曰：闻之是行也，乃族子某，与门人邢某为之耳。程子曰：族子至愚不足责，故人情厚不敢疑。孟子既知天，安用尤臧氏，此即克己治怒也。又赴涪，渡江中流船几覆，舟中人皆号哭，先生独正襟安坐如常。已而及岸，同舟有父老间曰：当危无怖色何也？先生曰：<u>心存诚敬耳。无</u>

<u>妄之谓诚</u>无贪生妄念也，<u>主一之谓敬</u>无苟免二[①]心也，此即明理治惧也。<u>要皆主心定耳</u>。

心定自能制怒，心定自能无惧。

或问程伊川曰：独处一室，或行暗中，多有惊惧何也？伊川曰：只是烛理不明，若能烛理，则知所惧者妄，又何惧焉？

---

[①] 二：同治十年本作"俸"。

# 心有忧疑

朱晦庵曰：心无所主，妄有忧疑。

心无主宰，每多惶惑。或諂祭以图邀福，或渎祷以求免祸，皆愚之甚也。

心念不正，则走邪路。

明于天地之性者，不可惑以神怪。

礼之所不载，即神之所不享。是以祭非其鬼神，即为淫祀。淫祀无福，经有明文，非故设此以禁之。乃其礼之自然，不可得而易也。

人苟能修德行善，则灾害之去，何待于禳。福禄之来，何待于祷。如其反此，则获罪于天，人怨神怒。虽欲辟恶鬼以来真人，亦无所益。

天有显道，厥类惟彰。作善者降之百祥，作不善者降之百殃。是以人之祸福，皆其自取。未有为不善而以谄祷得福，不为恶而以守正得祸者也。

正如《了凡四训》所云"命由我作，福自己求"。

# 心敛和乐

**朱晦庵曰：身心收敛，则自然和乐。**

收敛者，不于嗜欲纷华，终日营营逐逐，觉此心便快乐。

程明道谓：<u>人之所以不乐者，有欲耳，无欲便乐</u>。每见有千愁万恨者，只因私欲多之故。

妄念放下，即身心安乐。

又谓：世人只为一齐在那昏惑迷暗海中，拘滞执泥坑里，便事事踽踽[①]没着身处。

不从躯壳上起见，将身放在万物中一例看，

---

[①] 踽踽（jújí）：局促不安、谨慎小心。

真快活也。

惟私意之所在,则千方百计,经营计较,必得而后已,又安有快意时也。

<u>真是为善最乐</u>。不要说一生平稳,即反思此身,为父母所生,我不曾做辱亲的事,岂不至乐;此身天地所生,我不曾做欺天的事,岂不至乐;人皆有死,我到瞑目时无累心事,岂不至乐。

# 心志不定

程伊川曰:如梦寐颠倒,亦是心志不定。

朱晦庵谓:魂与魄交而成梦,心在其间依旧能思虑,所以做出梦。若心神安定,梦寐亦不至颠倒。但能于寤时心中有主宰,即寐时梦中亦有主宰,不至颠倒乱梦也。

廖德明梦怀刺称宣教郎,及登第,果以宣教郎出宰,疑官止此。欲无行。朱晦庵曰:人与物异,如笔止为笔,不可为墨;剑止为剑,不可为琴,故成毁一定。人则不然,有朝为跖而暮为舜者,故吉凶休咎,亦随而变。子力行善事,前梦不足芥蒂。德明谨受教，后竟把麾持节，是知作善可以转移祸福，幻梦何凭？

天地之气复于子，人心之气息于夜。此处发现呈露，才是本来真心。<u>心妄动，梦亦颠倒。</u>

**心无挂碍，方能远离颠倒梦想。**

# 治心切要

胡文定曰：治心修身，以饮食男女为切要。

吕正献公，自少即寡嗜欲，薄滋味。于人所易溺者，皆淡然无所好。

世间惟财色二字，最迷惑人，最败坏人。故自妻妾而外，皆为非礼之色，视且不可，况迷惑乎！淫人妻女，妻女淫人，夭寿折福，殃留子孙，皆有明验显报。少年当竭力保守，视身如白玉，一失脚即成粉碎；视此事如鸩毒，一入口即立死。须臾坚忍，终身受用。一念之差，万劫莫赎，可畏哉！

在财色二字上当守身如玉,非礼勿视,非礼勿取。

朱晦庵谓:今之士夫,多死于欲,良可悲叹。

看古今多少高官,贪欲无穷,乃至被国法难容,而致处死。

高景逸谓:货色两路,落脚便成禽兽。

王文成谓:当心静无事时,将好色好货等私心,逐一追究,搜寻出来,定要拔去病根,永不复起,方始为快。

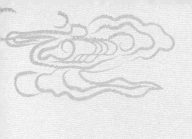

# 下 卷

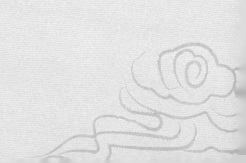

# 心上做工夫

曹月川曰：事事都于心上做工夫，是入善门底与"的"同大路。

天下道理，只在身心。身心之外，无第二物。反求身心之外，无第二事。

邵康节谓：言之于口，不若行之于身；行之于身，不若尽之于心。古人所以能立于无过之地者，谓其善事心者也。

说得好，不如做得好；做得好，不如心地好。

张南轩谓：若实从心上用工，则动静语默，

日用间自有去不得处，悚然不敢安也。

惟真知善之当为者，自然猛勇，从心上做工夫。昔传有谈虎伤人者，众莫不闻，而其间一人，神色独异，问其所以，乃尝伤于虎者也。夫虎能伤人，人孰不知，然闻之有惧有不惧者，知之有真有不真也。真知者，意象自然迥别。

# 心为严师

张横渠曰:当以己心为严师。

凡所动作,有人不知者,未有己不知也。知所作之不善,心里必私自害怕,即奉之为严师。如此久之,守得牢固,则自然心正矣。

人当有敬畏之心,决不做不善之事。

人之有心,如天之有日,光明洞照。故凡起一念,只说天可瞒,人可瞒,未有说心可瞒者。古语云:莫说天高鬼神远,却须先畏自家知。

叶平岩谓:识路径,则知趋向。立门庭,则有规矩,得于师如此。愚谓道理要自家穷索,师只做得个引路底人。立定规矩与人做,其他工夫皆要自家从心上发愤。

当循规蹈矩做正人。

人或见清操而感发思齐,感发者,由心也;见污行而忿激欲屏,忿激者,由心也。其感发忿激,皆由己心,不啻严师之董之戒之也。

## 理统具心

吴敬庵曰：事物当然之理，统具于虚灵知觉之心。

胡敬斋谓：天下古今事物之理，皆具于吾心。知觉者，心之神明，妙此理者也。故人一心足以知天下古今之理，以其原具在内；涵养者，所以养其心之知也，穷理者，所以致其心之知也。

又谓：天下纵有难处之事，若顺理处之，不计较利害，则本心亦自泰然。若不以理为主，则遇难处之事，越难处矣。

又谓：顺理处他人之事，能使人心自服。

作事只求是心安而已，然须理明，则知其安者安之；理有未明，则以不当安者为安也。

坦坦荡荡做事，正人君子也。

程伊川谓：自一身之中，以至万物之理，但理会得多，胸次自能豁然有觉。

# 心明昏欲

朱晦庵曰：心地本自光明，只被利欲昏了。

人心何尝不光明，见他人做得是，便道是；做得不是，便道不是，只到得自家便昏了。

自心既昏，初下手用功，如何腔子里便得光明？譬如奔流浊水，贮①在缸里，初然虽定，也只是昏浊的，须俟澄定既久，自然渣滓尽去，复得清来。

少欲则心静，心静则事简。简者，非厌事繁而求简也。但为所当为，而不为所不当为耳。

---

① 贮：同治七年本作"藏"，同治十年本作"储"。

君子当有为有不为，知足知不足。即有所作为，便当有所放弃。在生活上要知足，在学问上要知不足。

心体廓然，惟其梏于私，是以有所蔽。一旦脱然，私意尽去，则廓然之体，无复一毫之蔽。而天下之理，远近精粗，无不通达。

宋紫清谓：人心之明一蔽，如扑灯之蛾、触窗之蝇，知进而不知退，故不安其昧，往往扑灯触窗而殒。

# 心明见理

又曰：心地光明，则一事有一理，自然见得。

李延平谓：常存此心，勿为他事所胜。凡遇一事，即就此事反覆推寻，以究其理。

自然见得，如暗室求物，把火来便照见。若只管去摸索，费尽心力，只是摸索不见。

邵康节知虑绝人，遇事能前知。程明道谓：其心虚明，自能知之。

虚静则心明，心明则能洞察一切，如《黄帝内经素问·脉要精微论》云："持脉有道，虚静为保。"唐代王冰注："持脉之道，必虚其心，静其志，乃保定盈虚而不失。"

心属火，原是光明发动的，所以具得许多道理。

程伊川谓：凡一物上有一理，须是穷致其理。穷理亦多端，或读书，讲明义理；或论古今人物，别其是非；或应接事物而处其当，皆穷理也。

穷理，如性中有个仁义礼智，其发为恻隐、羞恶、辞让、是非，只是这四者，任是世间万事万物，皆不出此。

## 收拾心在

又曰：收拾得这心在，便是执权衡以度物。

譬之于秤，心乃定盘星也。分斤分两，皆由于此，把捉得定，万无一失。若乃无星之秤，遇有物将何据以权其轻重乎？此理原不难见也。

事未至，先无一物在心，则事至应之不错。若事未至，先有三端两绪在心，则秤上星无定，先自挠杂矣，应事安得不错乎？

邵康节谓：心一而不分，则能应万变。

制心一处，无事不办。

程伊川谓：心通乎道，然后能辨是非，如持

权衡以较轻重。孟子所谓知言是也。

施虹玉谓：道理既明，如权衡设而不可欺以轻重，合此则是，不合此则非。以此好恶，以此用舍，以此刑赏，俱不差错。若以意揣度而中，虽中亦偶然耳，终有误也。

# 寂然心体

张南轩曰：寂然不动，心之体也，如水之止，如衡之平。

《金刚经》云："应无所住而生其心""不取于相，如如不动"。

此心原是主静之物，只因外面去触动他，然动之中有吉有凶。圣贤之心，不动时如止水，若动时不过起一番济世的念头，故动则吉；凡人的心，不动时如梦如醉，若动时不是七情即是六欲，故动则凶。

叶平岩谓：此心静定而明生焉，水之止者可

鉴，而流水不可鉴，即此理也。

高景逸谓：静处收摄宁①定，则事至物来，方能审择是非，不迷所向。

或问程伊川曰：方外之士，有人来看他，能先知者有诸？曰：有之。向见嵩山董五经能如此。问：何以能尔？曰：只是心静，静而后能照。

问：释氏临终亦先知死，何也？曰：只是一个不动心。

---

① 宁：同治七年本作"凝"。

## 临事心乱

又曰:当静时不静,思虑散乱,及至临事,心已先乱了。

思虑不一,然难骤革,莫若移此心以穷理。使向于彼者专,则系于此者,不解而自释矣。

朱晦庵谓:日间此心,安顿在义理上时少,安顿在闲事上时多。若收敛都在义理上安顿,无许多胡思乱想,则久久自于物欲上轻,义理上重。

若无闲事挂心头,自能少欲重义理。

初时心猿意马,拴缚不定,其所思虑,多是

人欲一边，故且教之静坐息思虑。静坐便是澄定其心之妙法。但心忙惯了，初然静坐，转觉杂念纷来，莫妙持一敬字。

静坐之法，唤醒此心，卓然常明，志无所适而已。志无所适，精神自然凝复。初入静者，不知摄持之法，惟体贴圣贤切要之言，自有入处，常自警策，勿令懒散。

静坐澄心息虑，坚持数年，必有好处。能调畅气血，振奋精神。

悬空静坐，如槁木死灰亦无用，须教此心，省察克治。

# 心当自主

薛敬轩曰：当事务丛杂之中，吾心当自有所主。

程子所谓：有主则中虚，虚谓心中无物也；有主则中实，实谓心中有理也。

又谓：今人主心不定，视心如寇贼而不可制，不是事累心，乃是心累事。

人心作主不定，正如一个翻车流转动摇，无须臾停，所感万端，若不做一个主，怎生奈何？张天祺昔尝言：自约数年，自上着床，便不得思量事。不思量事，后须强把他心来制缚，亦须寄寓在一个形象，皆非自然。司马君实自谓：吾得术矣，只管念个中字。此又为中字所系缚。若以敬持之，则心有主宰，虽所感万端，因物付物，亦不散乱。

要做得心主定，惟是止于事。如"为人君，止于仁"之类。

# 理明心公

又曰：见事贵乎理明，处事贵乎心公。

做到理明心公，便天下去得。理不明，心不公，则寸步难行。

理不明，则不能辨别是非；心不公，则不能裁度可否。惟理明心公，则于事无所疑惑，而处得其当矣。

或读书，或处事，或论人物，必求其是处。盖是者，即理也，得其是，则理明矣。

张横渠谓：心既虚则公平，公平则是非较然易见，当为不当为之事自知。

**心虚则无杂念、邪念，心中自有公平秤。**

朱晦庵谓：本心之善，其体至微，而利欲之攻，不胜其众。尝试验之，一日之间，声色货利，游衍驰驱，杂进于前，日新月盛，其间心体湛然、善端呈露之时，盖绝无而仅有矣。苟非明理，有以开朗其心，使不迷于是非、邪正之所在，又实信其理之在我，而不可须臾离。何能得此心之正，而胜利欲之私，以应事物无穷之变？

# 心在腔里

张横渠曰：心要在腔子里。

朱晦庵谓：人心万事之主，走东走西，如何了得。

又谓：心里无事做，饱食终日，自然只随利欲走。

人若无所事事，饱食终日，往往走向歧路。

又谓：心常存在这里，收敛莫令走向闲思虑，则此心湛然，无事自然专一。及其有事，则随事而应，事过则复湛然矣。

王近思问程子曰：平时无事，是非之辨，似

不能惑。事至而应，则陷于非者十七八。虽随即追悔，后来又如故，其道何由？曰：此本心陷溺之久，义理浸灌未透之病。应事才应便休，不可须臾留滞为心累。

朱晦庵谓：人只有个心，若不降服得，更做甚么人？

当降服其妄心，永葆清净心。

大凡人心若勤紧收拾，莫令放纵逐物，安有降伏不得？若真个捉得紧，虽半月见效可也。

# 放心收来

程明道曰：千言万语，欲人收拾已放之心。

林谷子谓：收放心之法，即收鸡犬之法，慎其出入之门，处以栖息之地，慎其出入者，即遏绝胡思乱想，处以栖息者，即安顿在义理也。

胡敬斋谓：若非勇猛奋发，改革旧习，虽欲勉强操持，心未易收。

又谓：猛勇奋发之后，须寻得个常久工夫来做，不使间断，方能实有所进。

李延平谓：心中大段恶念，最易制伏。最是计利计害，乍往乍来的念虑，相续不断，难为驱除。

人心之为物，至虚至灵，神妙不测，一不自觉而驰骛飞扬，以徇物欲于躯壳之外，虽其俯仰顾盼之间，盖已不觉其身之所在。

## 心工在敬

高景逸曰：心有无穷工夫，敬之一字乃大总括。

敬者，一身之主宰。

心者，身之主。敬又能做心之主。人心难使之不思虑，若欲免此，惟是心有主。如何为主，敬而已矣。吕与叔尝言：患思虑之不能驱除。程子谓此正如破屋中御寇，东面一人来，未逐得，西面又一人至矣。左右前后，驱逐不暇，因其四面空疏，盗固易入，无缘作得主定。若心中主敬，则一切外缘之思虑无从得入，有不待驱除者也。又谓：心中有主，如以虚器先实之以水，置之水中，外面之水，何能进来？敬是守门户之人，克己是拒盗。

<u>敬者，主一无适之谓</u>。

<u>此心专一理会这一件。若行时，心便只在行上；坐时，心便只在坐上。是乃主于一，而无他适也</u>。惟敬足以神明其德，主一则气象光明，二三则昏昧矣。主一，只是专一。盖无事则湛然安静，而不惊于外；有事则随事应变，而不及乎他。若有所系恋，事已过而心未忘，身在此而心在彼，则与主一无适，非但不同，直是相反。罗整庵谓：<u>放下杂念，只是一念，所谓主一</u>。

<u>敬者，内无妄思，外无妄动</u>。

人为物欲牵引，闲思杂虑，不知多少，故内有妄思，至道理扰乱昏昧，应事差谬；故外有妄动，人能时时敬处处敬，则无是患矣。常存得敬在此，人欲自来不得。

<u>敬是常惺惺法</u>。

<u>惺惺者，常觉也</u>。人昏昧不知有此心，便如

人困睡不知有此身，常常醒觉，岂有不知？朱晦庵谓：静中心不虚而有物者，只是敬，则惺惺在这里。人心常烔烔在此，则四体不待羁束而自入规矩。胡敬斋谓：求放心，不是捉得一个心来存，只惕然肃敬，心便在此。

敬者，是专心，是正念，是觉醒，是操持。

敬是常唤醒此心。

唤醒只是整顿一念灵明，万变毕照，安得昏昧。昏昧者，只是不醒耳。敬是提起此心，莫教放散，则心便自明。

敬便是操。

人若敬时，许多放荡的心都收了，许多杂扰的心都一了，故敬即操持此心也。

主敬可以持志。

真西山谓：气之决骤，轶于奔驷，敬则其御辔[①]也；情之横放，甚于溃川，敬则其堤防也。

---

① 辔（pèi）：驾驭牲口的嚼子和缰绳。

敬胜百邪。

常提醒此心，如日之升，群邪自息。

正觉能降伏心魔，群邪自息。

敬是整齐严肃。

但看群黎百姓之心，各有向背，惟敬祀鬼神则归心无二。平时无事之心，常有操舍，惟祭祀时候，持敬无弛。尹彦明谓：人到神祠中致敬时，其心便整齐；人到官府前，见有威可畏时，其心便不敢不严肃。如此谓之敬，反此谓之肆。君子修吉，小人悖凶，只分在此。二程之论心术，不曰存心，而曰主敬。其论主敬，又不曰虚静渊默，而必谨之衣冠容貌之间。如此持敬，虽夫妇之愚，无不与能焉，有何难哉？

敬则定而能明。

易摇而难定，易昏而难明者，人心也。惟主敬，则定而明。人不持敬，则心无顿放处。

心定而理明，心安而不惧。

敬则安而无惧。

人当大患难、大恐惧，欲处之安然而不自失者，惟存诚主敬而已。程子临风波事可见。敬①非是块然独坐，耳无所闻，目无所见，心无所思之谓，只是身心收敛，如有所惧，常常如此，气象自别。

　　敬可以去昏惰，正邪僻，除杂乱，立大本。朋友之间，主其敬者，日相亲与，得效最速。不特朋友，凡日用之间，居心处事，待人接物，只一敬字，无所不服。

　　敬有惕然自畏慎的意思，有肃然自整顿的意思，有卓然精明的意思，有湛然纯一的意思。

　　敬之中有义，静则察其敬与不敬，动则察其义与不义。敬义夹持，则内外透彻。

　　敬字通贯动静，但未发时则浑然，是敬之体立；发则随事省察，而敬之用行焉，故敬、义非两截事。

---

① 敬：同治七年本此前有一"主"字。

敬者德之聚，能敬必有德。

有敬畏之心者，必有仁德。

敬则欲自寡。还要做寡欲工夫，如平日慎起居，节饮食，养得如此，固是无病。但一日意外病作，岂可不服药。敬是养的工夫，克己是去病，须是俱到。

欲寡精神爽，克己病自少。

无事时，敬在心中；有事时，敬在事上。不论有事无事，吾敬未尝间断，且如应接宾客，敬便在应接上。心与理一之谓仁，事与理一之谓义。心与理一，则该贯动静，斯浑然矣。事与理一，则动中有静，斯截然矣。截然者，不出乎浑然之中，事之合理，即心与理一之形也。心与理初未尝不一也，有以间之则二矣。然则何修何为，而能复其本体之一耶？曰敬。

敬者，彻上彻下，成始成终之要道也。

二程拈出敬字，以接千圣之传，庶学者所持守。故朱子谓：程子之有功后学是敬之一字，有力也。

# 读书心在

张横渠曰：读书则此心常在。

手不释卷，则心亦常存不走作。

薛敬轩谓：读书以防检此心，犹服药以消磨此病，病虽未除，常使药力胜，则病自衰。心虽未定，常使书味深，则心自正。

服药胜病，读书正心。

读书收心，不是眼看口诵，要句句反到自己身上来，行住坐卧，放在心里想，一面思索体认，一面反躬实践，这才是读书。

要知行合一。

读书有所得，则随手记录，以时观省。或又得好友讲论一番，均于身心有益。

成学问既要勤奋，又要有良师益友。

读书若只记些故事，或只供写在纸上之用，徒敝精神，于身心无纤毫之益，遇事亦茫然不知，与不读书何异？

读书得力处，只分别得天理人欲，界限清楚透彻，是即闭邪存诚之要也。

书乃圣贤谆切教做人，不是为人作时文，要人实实用工，为修齐治平之事也。

天下道理尽在书，皆切于身心日用之常。苟能深求玩味，切己体察，则胸中有个分寸权衡，以此量度事理，自然不差。而自家气质，亦涵养得绝好，一生受用不尽也。

天下道理细体察，腹有诗书气自华。

为士者，发愤读书，但知习时文，取官爵，以荣身肥家为事。一部四书五经，几同商贾之货，只要售得去，便可以了愿，未尝思有益于身心，有用于天下，尽吾为人之道。

**一般人读书为荣华富贵，有志者读书为利益众生。**

科举不累人，只是人无志耳。圣贤之学，与科举之学，原不相妨，就举业体贴到自己身上，便可以为圣贤。但做举业者，讲书作文，谈忠孝，说仁义，岂不句句是道理。只当闲话说过，不知自反，故无益耳。若以为己之学，发挥于文辞，便是好举业，以举业体验到躬行，便是为己之学，原不相妨。

相传前辈有笑谓：秀才读书，一日不曾读熟一句，若一日读一句，计算一年，便有三百六十句，至十年二十年，当有几多。如何除了之乎也者矣焉哉等字，腹中还是空空的，岂不可笑？

又笑谓：秀才不是读书，只是读字。读得书上的字，写在别处纸上，凑合起来，或谓之文，或谓之诗，其实字内所载之精理名言，读者并无交涉，并未沾着。所以书自书，人自人。但看眼前纷纷称会读书的，会做文做诗的，遇着事来茫然无知，惶然无措，自己行出的事，与书上大相背谬，反不如未曾读书识字的人，率着本善之性①，由焉而不知，于礼教信义，犹有暗合处。彼读书者，因识了些字，记了些前人的行事，便大胆施为，即背礼教，违信义，谓前人已曾做过，非自我始。又托人非圣贤，孰能无过之说，纵其气质之性，且图一时快意，笑骂由人，至于千秋万岁名，寂寞身后事，何顾惜之有？及至临终反②本，嗜欲心灰，天良发露，悔恨莫及，岂不可哀！

古今大部分读书人都是如此，可悲、可恨、可叹！

人生不满百年，光阴甚可惜也。吾愿天下读书者，先以穷理致知，终以反躬实践为要务焉。

大多数人活不过三万天，当读书明理，付诸

---

① 性：同治七年本此前有一"初"字。

② 反：通"返"。《国策·卫策》："智伯果起兵而袭卫，至境而反。"

**实践。绝知此事要躬行。**

读书到得心与理洽,自然有得。眼前富贵、贫贱、毁誉、生死,皆不足以动其心。用舍行藏,安于所遇,如此方成一顶天立地之人。

高景逸谓:吾辈每日用功,当以半日静坐,半日读书,朴实头下数年之功,不然浮浮沉沉,总不济事也。

# 治家心诚

周濂溪曰：治家，观身而已矣。身端，心诚之谓也。

观身者，观法于主家之身。为家主者，心不可偏私，事不可苟且，庶得古人身教之意。

作为家长，一定要心正、行正，方能对后辈起到身教作用。

人之所以有此身者，受形于母，而资始于父。虽有强暴之人，见子则怜；至于襁褓之儿，见父则笑。初无所为而然，此父子之道，所以为天性而不可解也。然其间或有不尽其道者，是岂为父而天性有不足于慈，为子而天性有不足于孝哉。人之本心，天性素具，但为物欲所昏，利害所蔽。故小则伤恩害义而不可解，大则灭天乱伦而不可救。如或好饮、好货、好声色便安之类，皆物欲也。清明之地，物欲昏之，则父或忘其为慈，子或忘其为孝。

心不正则伤天害理，无所不为。即所谓人面兽心。

罗仲素谓：天下无不是的父母。又谓：父或不慈，子不可以不孝。以上父子。

父子兄弟，乃生人之大伦，天地之大义，一日去之，则禽兽矣。

朱晦庵谓：兄弟，宜各尽其道，不要学其不好处也。如兄能爱其弟，弟却不恭其兄，兄岂可学弟之不恭，而遂忘其爱，但当尽其爱而已；如弟能恭其兄，兄却不爱其弟，弟岂可学兄之不爱，而遂忘其恭，但当尽其恭而已。故式相好无相犹之诗，横渠甚喜其言之有味而释之也。

缪肜少孤，兄弟四人，皆同财业，及各娶妻，诸妇遂求分异，又数有斗争之言。肜深怀忿叹，乃掩户自挝，曰：缪肜汝修身谨行，将以齐整风俗，奈何不能正其家乎？弟及诸妇闻之，悉叩头谢罪，遂更为敦睦之行。以上兄弟。

程伊川谓：先母侯夫人，与先公相待如宾客。先公赖其内助，礼敬尤至。而夫人谦顺自牧，虽小事未尝专，必禀而后行。治家有法，不严而整，不喜笞①朴奴婢，视小臧获②如儿女，诸子或加呵责，必戒之。曰：贵贱虽殊，人则一也。先公凡有所怒，必为之宽解，惟诸儿有过，则不掩也。常曰：子之所以不肖者，由母蔽其过，而父不知也。

<u>夫妇居室，乃生生化化之源，所以君子必诚必敬，诚敬乾坤之道，即夫妇之道也。</u>故君子主敬存诚之功，只在夫妇居室之间做起。

---

① 笞（chī）：用鞭杖或竹板打。
② 臧获：古代对奴婢的贱称。

周恩来与邓颖超夫妇即提出夫妻之间要努力做到"八互",即互敬、互爱、互信、互勉、互助、互让、互谅、互慰。方能永远携手前进。

朱晦庵谓:孔明择妇,正得丑女,奉身调度,人所不堪。彼其正大之气,经纶之蕴,固已得于天资。其志虑之所以日精明,威望之所以日隆重者,则寡欲养心之助为多。以上夫妇。

凡仆婢,天资多愚,作事乖舛;又性多忘,嘱之以事,全不能记忆;又性多执,所见不是,自以为是;又性多狠,轻率应对,不识守分,以致人恼怒诟詈。故伊川先生曰:何不动心忍性,言当悯仆婢之愚,宽以待之,多其教诲,省其嗔怒可也。以上奴婢。

人之子孙,富贵贫贱,莫不各有一定之命。世之人不明此,往往取不义之财,欲为子孙计者,惑之甚矣。

子孙果贤肖,自能创业,不必代为作马牛;子孙如不肖,不能守成,又不知代谁作马牛。

> 林则徐曾云："子孙若如我，留钱做什么？贤而多财，则损其志；子孙不如我，留钱做什么？愚而多财，益增其过。"

祖考与子孙，同是一气，故可感格。但在乎人之诚敬至不至耳。若至诚至敬，可以格祖考，亦可以格天地。

子孙之生，乃延续祖父之气。祖父既殁，其气虽散，却仍在天地之气内，原与子孙之气相感通。故祭祀时，一念精诚，达之于气，则气与气相感召，自然来格。以上子孙。

# 居官八要

朱晦庵曰：官无大小，凡事只是一个尽心。

吕伯恭谓：处官事如家事，然后为能尽吾之心。

以对待自家人之心，对待老百姓，则真是父母官矣！

程明道谓：一命之士，苟存心爱物于人，必有所济。

［批］行社仓法：社仓，即古之义仓也。而捐输出纳之法，悉主于官，则非复义仓之初制矣。桐城方敏恪公，总制畿辅，仿朱子之意行义

仓法，筹画分晰，立制周详，计地之远近量建仓座。直隶凡村集三万九千六百八十有七，为仓凡千有五。择烟户稠密，形势高阜之处，俾四乡道里相均，捐输既便，而周赈易通。每仓选乡耆之诚谨殷实者一人，为仓正，谷多处所，添设仓副以助之。其劝捐之法，每年于秋成后，州县设立印簿，令绅衿耆老数人转相劝谕，听捐户自登姓名、谷数，无抑勒，无假手。出借时，量乡之宽狭与谷之多寡，以按户支给，一听仓正副主之，州县官惟核实转报而已。至取息计年之上下，大约岁收八分以上加一息米，六七分以下免息，五分以下缓至次年，分别加免。或遇祲岁，则即于仓所设粥厂，极贫民赈粥，次贫民赈粟。一乡之贮足以救一乡之饥，使民知虽在官，而犹积于家，既无胥役之侵扰，亦无往来道路之苦，诚美制也。至其乐于输纳者，奖励有差，而顽户抗逋者倍罚，正副捏销侵蚀者倍罚。诸所经理，井井有方，绘图精晰，勒成《义仓图说》一书。俾按册而稽，瞭如指掌。行之才十数年，积谷已及四十万石，庶几事归实济，一复古义仓之旧矣。

戴东原《江慎修先生事略状》云：先生家故贫，其居乡尝援《春秋传》丰年补败之义语乡之人，于是相与共输谷义田，设立义仓，行之且三十年，一乡之民不知有饥。自古积粟之法，莫善于在民，莫不善于在官，使民自相补救，卒无胥吏之扰。此先生善于为乡人谋者。

薛敬轩谓：<u>居官有七要，今益之为八，古人谆切告诫，垂为官箴，无出乎此</u>。苟从政者，谨守此八要，即今之良臣循吏，岂务多条也。

此居官八要也。

## 第一，忠以事君无欺心。

为官忠君为第一要务。即尽忠报国。

或问晦庵：忠是实心，人伦日用，皆当用之。何独于事君上说？晦庵曰：君臣以义合，便易苟且，故须于君说忠。

辽东公翟黑子，奉使并州，受布千匹。事觉，黑子谋于著作郎高允，曰：主上问我，或当以实告？抑或当讳之？允曰：公帷幄宠臣，有罪首实，庶或见原，不可重为欺罔也。中书侍郎崔鉴曰：若首实，罪不可测，不如姑讳之。翟怨高曰：君奈何诱人就死地。入见帝，不以实对，帝怒杀之。又帝使高允授太子经，允及崔浩同以史事被罪应死。太子谓允曰：入见帝，吾自导卿，若帝有问，但依吾语。太子见帝，言高允小心慎密，事由崔浩，请赦其死。帝召允问曰：国书皆浩所为乎？对曰：臣与浩共为之，然浩但总裁而已。至于著述，臣多于浩。帝怒，语太子曰：允罪甚于浩，何以得生。太子惧，曰：天威严重，允小臣，迷乱失次耳。臣向问，皆云浩所为。帝问允：信如东宫所言乎？对曰：臣罪当灭族，不敢虚妄，殿下以臣侍讲日久，哀臣欲丐其生耳。实未问臣，臣亦无此言，不敢迷乱。帝顾谓太子曰：直哉！此人情所难，而允能为之，临死不易辞信也，为臣不欺君，忠也，宜特除其罪以旌之。遂赦之。他日太子怨允曰：吾欲救卿，不从，何也？允曰：诚感殿下恩，欺心免罪非臣所愿也。

**第二，敬以事上无慢心。**

事上宜敬，切不可傲。

嘉兴屠康僖公初为刑部主事，宿狱中。细询诸囚情状，得无辜者若干人，公不自以为功，密疏其事以白堂官。后朝审，堂官摘其语以讯诸囚，无不服者，释冤抑十余人。一时辇下，咸颂尚书之明，尚书每推重公，公益敬谨奉职，而不敢慢尚书。其埙、坤、埈三子，皆列显位，无不守敬，以事上之家法焉。

程明道涵养深粹。其居官忠厚和平，遇事从容调剂，穆穆乎盛德之容也。故虽以王安石之褊躁而敬之不衰，所谓兴人交如饮醇自醉者乎。

宋范公谓：<u>吾生平得忠、恕二字，敬之一</u>

字,一生用不尽。凡当居位事上,接待僚友,亲睦宗族,未尝须臾离此也。每戒子弟曰:人虽有各种性情,吾本忠恕之心,敬以行之,未有不化而服者。此即炎凉世界中之安宅也。

居官对上忠心,对下宽恕,待人诚敬,确是不可多得的好官。

小吏宁成者,恃盛气,每陵长官,为济南都尉。时郅都为太守,前都尉谒见太守,仪如县令,宁成直陵其上。郅都闻其名,善遇之,后以外戚诋毁获罪,寻复起用为关都尉,往来于关者,相语曰:宁遇乳虎,毋触宁成之怒。及南阳太守义纵至关,宁成送迎义纵,盛气更甚,弗为礼。遂案宁氏,破其家。此陵人者,反受人陵,傲上贾祸,敬谨者无是焉。

属吏之所以事上官,惟在敬而已。敬则傲慢不敢生,而心志之必恭、必慎;敬则式礼不敢越,而仪度之必饬、必周。居上位者,既藉觇其才品，亦乐识其性情。或旌节经临，驱舆按部，逢迎勿尚，敬谨宜加，此皆以卑奉尊。以下事上之正轨也。

观圣人与上大夫言，訚訚①如也，则在傲上者非礼矣。

**第三，正以持躬无邪心。**

做事心正而无邪。

董大参公朴家居，适某为公门生，主试秋闱，先时密封经旨授公，公发书，亟焚之，曰：上欺君，下妨人才，吾不为也。是年，子竟中式。嗟乎！一切功名。皆不可倖致，而科甲一途为尤甚。观董公之不事关节，而其子竟中式，岂非持正之报欤？

丁公荆山守豫郡，素性严正。有宗室某欲交欢太守，不敢通苞苴，觅购得珍鳞二，身黄金

---

① 訚（yín）訚：和悦而能尽言之貌。

色，首七星，贮以绿池盆，馈太守。太守拒不受，强之受，则烹所馈，对使者唊之曰：形相佳耳，味不胜凡鳞也。宗室叹惋，凡烧琴煮鹤，在他人为杀风景，而在持正之吏，则以破除贪婪系恋之心。

吕荣公自少居官，未尝干求举荐。其子舜从守会稽，守正无私，人或讥其不求知者。舜从对曰：勤于职事，其他不敢不慎，乃所以求知也。

做到"守正无私""勤于职事"这八字，真好官也。

袁公黄谓：有位者，好名、好货、好怒种种诸过，不必逐类克除，但当一心为善，正念时时现前，邪念自然污染不上，如太阳当空，魍魉[①]潜遁。此持正之真传也。

一心为善，正念现前，尤如阳光四射，阴邪悉退。

---

① 魍魉（wǎngliǎng）：古代传说中的山川精怪；鬼怪。

徐晞，常州人，谨恪刚正，在县为兵书。有因戍绝勾丁而误及者，其人祈脱。贫无可馈，具酒食，令妻劝觞，而自出避之。妻有丽色，晞绝裾而走，即夜具文移脱免，不以为德，按晞以吏授职，由佐贰起家，累迁至兵部郎中，时同官某因事不协，每向胥曹辄骂，意在晞，晞不为动。后某病没，晞为棺殓送归。累官至兵部尚书，固盛世立贤无方，亦因持正无邪，应获福报。

昔者孟子三见齐王而不言事，门人疑之。孟子曰：我先攻其邪心，心既正，然后天下之事，可从而理也。可见无邪心，乃为治之本。

领导心正，下必从之。乃治国之本。

**第四，廉以律己无贪心。**

为官当清廉，严于律己。

孔奋为姑臧长，地通羌，合市称殷富，奋终身不变也。事母孝，奉养极珍，而躬率妻子茹菜淡泊，太守不以官属遇之。陇蜀平，河西守令入朝，舟毂竟川泽，惟奋单车就道，吏民共赋财物千万计，递送数百里，一无所受。帝闻奖叹，拜武都太守。

胡质、胡威父子清慎，威历位宰牧，晋武帝召见，叹其父清，谓威曰：卿清何如父。威曰：臣清不如父，臣父清畏人知，臣清恐人不知。

吴中者，山东武城人，以国子生授大宁都司，经历靖难有功，官至尚书，封茌平伯，性贪鄙，其妻甚严正。一日迎诰，妻拜毕，呼其子曰：将尔父一轴诰来，宣与我听，问左右曰：此诰辞是主上自为耶？是翰林代草耶？曰：亦翰林代草耳。叹曰：翰林先生果不虚妄，吴中一篇诰文，止说他平生为人，何尝有清廉二字。中闻之，甚恚，惟强作笑容而已。

魏文毅谓：同在诗书礼义中者，谁不知廉洁足尚，第习见夫营营货利，情性已为臊羶所中矣。且人心何厌，财帛克仞，已积为尘朽，而犹未足也。旁观莫不窃笑，而当身者不知。盖实有钱癖焉，大都为子孙计久远，<u>不知多得不义之财，留冤债与子孙偿，非所云福也。何如积德凝祥之为绵远哉</u>。

不义之财，不可取也。后代儿孙难做人。

有初筮仕时，犹能矜持，至后却低徊就之者，只缘渐渐以官为金穴，故一人荣膴①便带锄头掘具来也。

缙绅居乡者，多以请托谋利，云脱人刑狱，受金何伤；成人功名，取利非枉。不知刑赏国之大法，我与片言尺牍，颠倒是非，抑人情好恶之公，夺天道祸福之柄。以此取利，谓可久长，何异以毒脯鸩酒，为长生之药哉。

现在亦有不少人，以脱人刑狱，成就功名而获利，违背国法，以致昔日座上客，今为阶下囚。

---

① 荣膴（wǔ）：富贵荣华。

**第五，信以接物无伪心。**

光武时，郭伋为渔阳太守，民多滑恶，伋示以恩信，民庶安业，召拜颖川太守。帝劳遣之曰：贤能太守，去帝城不远，河润九里，冀京师蒙福也。转并州牧，并州近渔阳，民已熟其恩信。行部至西河，有儿童数百骑，竹马迎拜，伋问儿童何事远来。对曰：闻使君至，喜来迎耳。伋谢事讫，诸儿复送至郊，问使君何日当还，从容计期日告之。行部还，先期一日，伋以为违信，止野亭宿，次日乃入。久于任，至十年征为大中大夫，帝赐宅及货物，伋散之亲族无遗者。卒年八十六，帝临吊焉。

东汉卓茂，宽仁恭俭，雅实不为华貌，为密县令，视民如子，诚信无伪，

*为官当如此，人民爱好官。*

吏民亲爱而不忍欺之。初茂到，县所废置，吏民共笑之，邻邑皆嗤虽其不能，河南郡守为置

副令，茂不为嫌，治事自若，数年教化大行，道不拾遗；天下大蝗，不入密界，大守按行服焉。

唐鱼朝恩，尝邀子仪游章敬寺。元载密告曰：朝思将不利于公。将士请束甲从。子仪曰：彼无天子之命，必不敢害大臣。若受命而来，汝曹欲何为。乃从家僮数人而往。朝恩惊问其故，以所闻告，且曰恐烦公经营耳。朝恩抚膺流涕曰：非公长者能无疑乎？盖子仪自上将拥兵，至于功成，疑谤百端，诏书一纸征之，无不即日就道，竟以诚信感化，主不疑，人不忌。

谢上蔡谓：<u>有诸己之谓信，不信则无诸己矣</u>。圣人以无輗軏①为喻。盖以輗軏者，车所恃以行者也；无輗軏，则有车之名，而无车之实。<u>无信则有人之形，而无人之实矣</u>。

有诸己，便是先要求自己做到。叶圣陶先生亦曾说："有诸己而后求诸人，无诸己而后非诸

---

① 輗軏（níyuè）：车辕前端和车衡相连接的插销，大车的是輗，小车的是軏。喻事物的关键。

人。"即指道德品质高尚的人，先要求自己做到，然后才要求别人做到。自己没有过错，方可指责别人的过错。此句出自《礼记·大学》。

视之不见，与无目同；听之不闻，与无耳同；言之不信，与无口同，则虽谓之无人形亦何不可。

**第六，宽以待下无刻心。**

朱晦庵谓：民虽众，同是一个心，甚易感也。尝自一邑观之，为政者苟非其人，民辄生慢易之心，虽严刑峻法无益也；一旦得善用宽者而临之民，心即翕然归向，其举措之间，民固已窥而得之。风声之流，不疾而速，其向背之情，自有不约而同者。乃感应之常理也

唐武后僭位，屡兴大狱，周兴、来俊臣等，希旨苛刻，诬引天下豪杰，一切以反论，于是告变者多。徐有功前后所活数十百家，酷吏所诬构者，皆为平反。薛季昶奏有功阿党，当绞，令

史夜白，谓有功陷入①死罪，有功叹曰：岂我独死，诸人永不死耶？掩戾熟寝。后召谓曰：卿比按狱，失出何多？对曰：失出，人臣之小过；好生，圣人之大德。后默然。诸酷吏希旨取宠者，相继诛灭。有功声誉日隆，荣显善终，岂非宽而不刻之报欤？

民窘于衣食，饥寒困苦之状，殆不可胜述，此皆有目者之所共见，诚可哀也。仁人君子，能不思所以拯之之策，而反苛刻治之耶？

帮助人民解决困苦，方是为官之责。否则，苛政猛于虎，人心向背矣。

世俗之所谓宽者，非宽裕，乃纵弛，故必矫之，乃得其平耳。如一味纵弛，则虽有爱人之心，而事无统纪，缓急先后、可否、与夺之权，皆不在己，于是奸豪得志，而善良之民反不被其泽矣。

---

① 入：原作"人"，据同治七年本改。

朝廷军国大计，所倚赖者，惟此负锄荷钟，沾体涂足之民也。牧民者，不宽以待之，反逞志作威，视民如粪土。夜钟衾影，平旦清明之际，反覆思维于军国之所最重者，则轻之；于朝廷之所深恤者，则虐之。福命尽处，果报昭彰。若速发悔心，犹稍免罪戾。故显宦子孙多不振，势位之家多破残，上天之报显然，人苦不自惧耳。

**第七，勤以处事无惰心。**

朱晦庵谓：翁德广宰龙溪，漳之四邑，龙溪为大，诉牒日数百纸，巧诋奸诈，情伪百出。德广随事处断，终朝而毕，人服其<u>公且勤</u>。

一心为公，勤以处事。

吴公路作县，从不乞假，谓一日假，便积下一日事，到底自家要做，转添烦剧，且多积便粗率，不仔细岂不害事。

钱若水有智略，素习勤敏，治事无疏懈。为同州推官，有富民失女，诉于州，州委之参佐。

参旧与富民有求未获，遂冤富民父子共杀，诬服具申，覆覈①无异，独若水迟疑。参佐怒骂曰：汝得富民钱，欲出之乎？若水笑曰：父子皆坐重辟，岂不容某熟察？若水诣州，屏人告曰：某之迟留富民狱者，虑其冤耳，使人访求富民女，今得之矣。知州惊曰：安在？若水密送州所，州牧垂帘蔽女，呼富民问曰：汝女今在，还识之否？曰：识。揭帘出女示之，父母泣曰：是也。遂释富民。父子感泣谢曰：非使君，某灭门矣。州牧曰：此推官之赐，非我也。富民诣若水谢，闭门不纳，富民绕垣而哭。归祷祀神前，为若水祈福，州牧以若水雪冤，欲奏其功，若水辞曰：某初心止欲雪冤，非图爵赏。万一奏闻。在钱某固好，于参佐何如？州牧叹服。参佐知之，诣若水叩头谢。此因习勤得之，彼懒于事者，袖手旁观而已，肯为人雪奇冤耶。

---

① 覆覈（hé）：指审查；核对。

司马温公躬亲庶务，不舍昼夜，宾客见其体羸，举诸葛亮食少事烦以为戒。公曰：死生命也。为之益力，病革。谆谆语如梦中，皆朝廷天下事也。

司马光一心为国为民，不舍昼夜，不惜生命，至死，仍念及朝廷天下事，真良相也。

人生作亲民之官，率尔混过，真是宝山空回，一生令名，百世血食，方寸有无穷之慊，子孙食无限之报，不过一念勤民而已。

**第八，俭以惜福无侈心。**

俭不但惜福，且以养德。

第五伦性清俭，拜会稽太守，身自斩刍饲马，妻躬执爨①。每受俸米，自留一月粮，余悉贱贸与民之贫困者。后守蜀郡，书吏有鲜车怒马者，皆罢遣，更选孤贫志行之人任之。

张文节公为相，自奉甚薄。所亲或规之曰：

---

① 爨（cuàn）：烧火做饭。

今公受奉不少，而自奉若此，虽自信清约，外人颇有公孙布被之讥，公宜少从众。公叹曰：吾今日之俸，虽举家锦衣玉食，何患不能。顾人之常情，由俭入奢易，由奢入俭难。吾今日之俸，岂能常有？身岂能常存？一旦异于今日，家人习奢已久，不能顿俭，必至失所，岂若吾居位去位，身存身亡，如一日乎？

坚信"由俭入奢易，由奢入俭难"，故北宋张文节虽高居相位，仍自奉甚薄，"居位去位，身存身亡如一日"。真明相也。此段出于司马光《训俭示康》。

司马中和，温公父也，为郡守。客至，未尝不置酒。或三行，或五行。酒沽于市，果止梨、栗、枣、柿，肴止于脯醢①。器用瓷漆，当时士大夫皆然，人不相非也。会数而礼勤，物薄而情厚。近日士大夫家，食非多品，器皿非满案，不

---

① 脯醢（fǔhǎi）：佐酒的菜肴。

敢会宾友。常数日营聚，然后敢发请柬。苟或不然，人争非之，以为鄙吝，故不随俗奢靡者鲜矣。

"会数而礼勤，物薄而情厚"，以上十字乃待客之道也。君子之交在于情，而不在于物，并非酒肉朋友也。

王相国涯方居相位，掌利权，窦氏女归，请曰：玉工货一钗奇巧，须七十万钱。王曰：七十万钱，我一月俸耳，岂于汝惜。但一钗七十万，此妖物，必与祸相随。女不复敢言。数月女归，告父曰：前时钗，为冯外郎妻得之矣。乃冯球也。王叹曰：冯为郎吏，妻之首饰有七十万钱，其可久乎？后冯果罹祸。

李文靖公治第宅于封邱门外，厅堂之前仅容一马旋转，或有言太隘小者，公笑曰：居宅当传子孙，岂长为宰辅厅堂事。

汪信民谓：人常咬得菜根，则百事可做。

甘于清贫，修得性定，则菜根自然香也。

## 存心天知

张横浦曰：**存心无愧足矣，何必天知，天亦无不知者。**

岂能尽如人意，但求无愧于心。

邵康节谓：人之善恶形于言，发于行，人始得而知之，但萌诸心，动诸念，天地鬼神，已得而知之矣。

张横渠谓：天体物不遗，言天之聪察明威，无不鉴照。

天地之大，无非气相接无间，人自不觉。人心才动，必达于气，便与天地相感通。故善念一动，事虽未形，而气已达之，天地鬼神，即已知之矣。其动不善之念者亦然。凡降祥降殃，非必天之劳劳有意也，盖充塞两间者，其中原有祥和祲沴之气，善之感召与祥和之气相迎，故多致吉祥善事；不善之招致与祲沴之气相泊，故多获乖悖灾迍①。

天道无亲，常与善人。或孤忠可以贯日，或纯孝可以格天，或贞女烈士，有霜飞星陨之异，或劳人迁客，有鲸波瘴厉之危，要皆蒙难自全，履险克济。若非天知而祐之，岂人力之所能为与。

袁公黄谓：吉凶之兆萌乎心，而动乎四体。其过于厚者，常获福；过于薄者，常近祸。此古今以来，感应从无或爽，非天有以洞察之乎？

厚德载福，薄情招祸。

凡自发畏心者，觉天地在上，鬼神难欺。吾

---

① 灾迍（zhūn）：祸害、灾难。

虽过在隐微，而天地鬼神，实鉴临之，重则降之百殃，轻则损其现福。吾何可以不惧？即人于闲居之地，苟有不善，指视昭然。吾虽掩之甚密，文之甚巧，而肺肝早露，终难自欺，被人觑破，何况高高在上者乎？

有官职、有地位者，必当有敬畏之心。否则触犯国法，或被罢免，或被判刑，难以做人。可不敬畏乎！

# 附:《洗心辑要》现存主要版本调研情况

**1.《洗心辑要》清乾隆四十年（1775）刻本**

藏上海图书馆，馆藏著录：清乾隆四十年刻本。索书号：线善775102-03。扉页题："丰城徐茋山编 洗心辑要"。全书共二册，分上下卷。

附：《洗心辑要》现存主要版本调研情况　　161

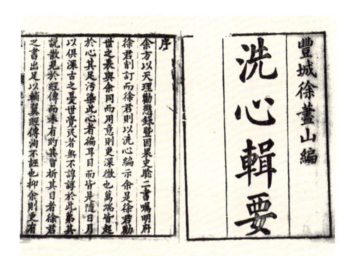

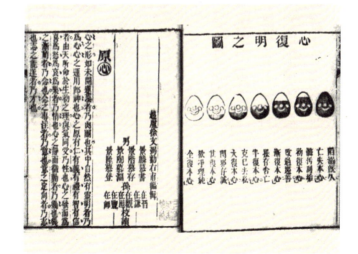

**2.《洗心辑要》清同治七年（1868）刻本**

藏中国国家图书馆，馆藏著录：清同治七年刻本。索书号：134125。扉页题："同治七年孟秋月重镌 洗心辑要 慕柳居士藏版"。全书一册，分上下卷。

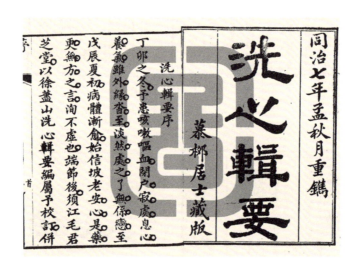

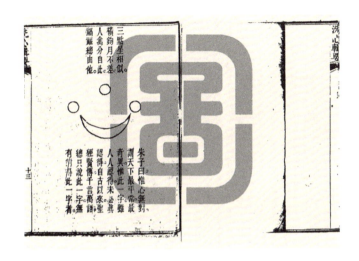

### 3.《新刻洗心辑要》清同治十年（1871）刻本

藏中国国家图书馆，馆藏著录：清同治十年山阴陈里仁刻本。索书号：15380。扉页题："同治辛未仲冬 新刻洗心辑要 板存绍城清道桥下 许纯杰刻字店印刷"。全书一册，不分卷，正文内容与《洗心辑要》相较略有删减。

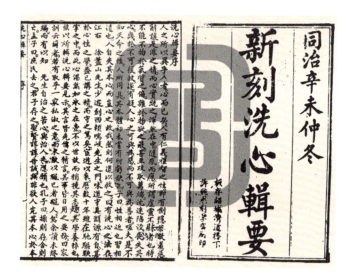

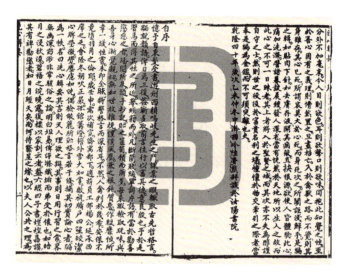

附：《洗心辑要》现存主要版本调研情况　　165

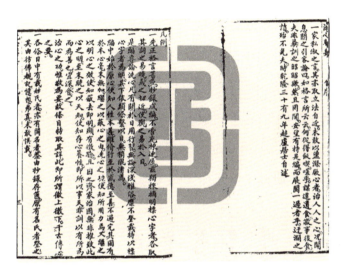

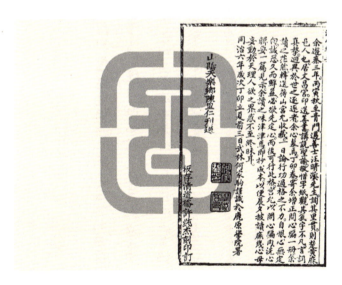

**4.《洗心篇》抄本**

藏中国中医科学院图书馆，馆藏著录：清乾隆三十九年甲午（1774）超庐居士抄本。索书号：酉13/1774。何时何人所抄未注明。全书共四册，其中第一册抄录《洗心辑要》上卷内容，其余三册抄录清代徐文弼《寿世传真》内容。

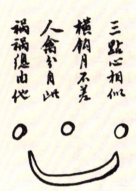

三點心相似
横銜月不差
人禽分月此
禍禍復由他

朱子曰惟心無對
謂天下最平常最
亏黑形此一字雖
人人説得未西真
説得月太以来聖
經賢傳千言萬語
振凡説此一字無
有对得此一字者

题庐陵徐文绍勋玄甫编辑

男　景麟慕香　在青
　　景陶慕洲　在溁
　　景陛慕存　孙在regen枝读
　　景陸慕登　　在垣

## 原心

心之形为未萌蕴者乃肉团也其中自然有灵明其乃
为心心之运用即神也心之原有仁有义有礼有智有信
参内天所命非生初之理而气同受乃性也心之发而为
喜怒哀乐未萌乃情也心之静而微动其乃戒也
斯萌其乃念也专注其乃意也言其乃志之定向其乃志
其志之能通其乃才也

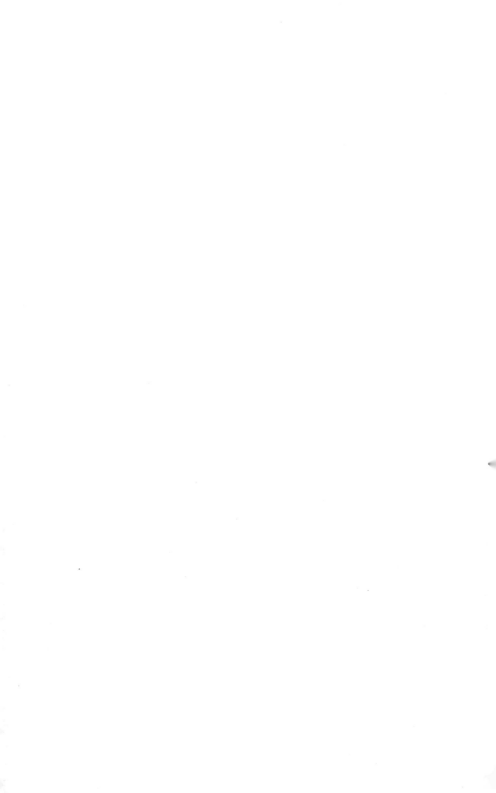